国家出版基金项目
NATIONAL PUBLICATION FOUNDATION

凌一揆

川派中医药名家系列丛书

王　建　主编

中国中医药出版社

·北　京·

图书在版编目（CIP）数据

川派中医药名家系列丛书.凌一揆 / 王建主编 . —北京：中国中医药出版社，2018.12（2021.5 重

ISBN 978 - 7 - 5132 - 4993 - 5

Ⅰ.①川…　Ⅱ.①王…　Ⅲ.①凌一揆（1925–1992）—生平事迹　②中医临床—

经验—中国—现代　Ⅳ.① K826.2　② R249.7

中国版本图书馆 CIP 数据核字（2018）第 102071 号

中国中医药出版社出版

北京经济技术开发区科创十三街 31 号院二区 8 号楼

邮政编码　100176

传真　010–64405721

廊坊市祥丰印刷有限公司印刷

各地新华书店经销

开本 710×1000　1/16　印张 12.75　彩插 1　字数 227 千字

2018 年 12 月第 1 版　2021 年 5 月第 2 次印刷

书号　ISBN 978 - 7 - 5132 - 4993 - 5

定价　55.00 元

网址　www.cptcm.com

社 长 热 线　010-64405720
购 书 热 线　010-89535836
维 权 打 假　010-64405753

微信服务号　zgzyycbs
微商城网址　https://kdt.im/LIdUGr
官 方 微 博　http://e.weibo.com/cptcm
天猫旗舰店网址　https://zgzyycbs.tmall.com

如有印装质量问题请与本社出版部联系（010–64405510）

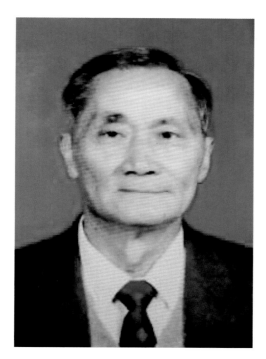

凌一揆先生标准照

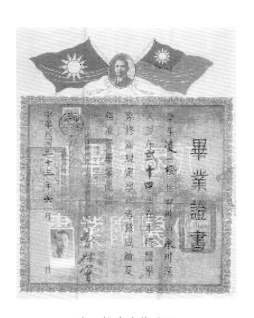

凌一揆先生毕业证

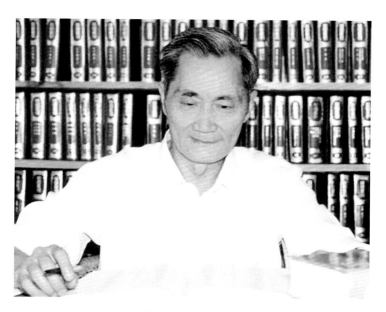

凌一揆先生工作照

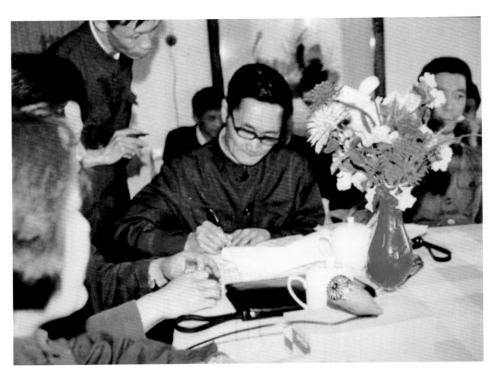

凌一揆先生参加学术交流会签名

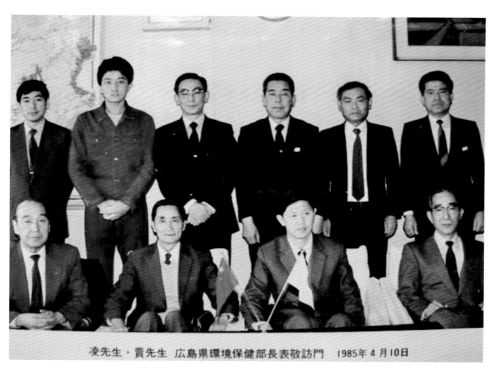

凌先生・賈先生　広島県環境保健部長表敬訪門　1985年 4 月 10日

凌一揆先生（前排左二）1985年出访日本

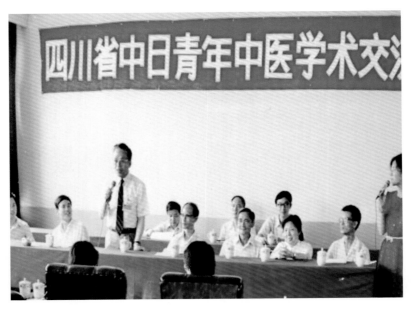

1986年凌一揆先生（右三）参加中医学术交流会

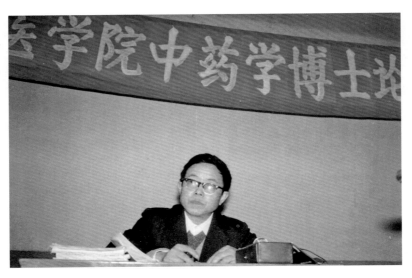

凌一揆先生培养的我国第一位中药学博士研究生李祖伦

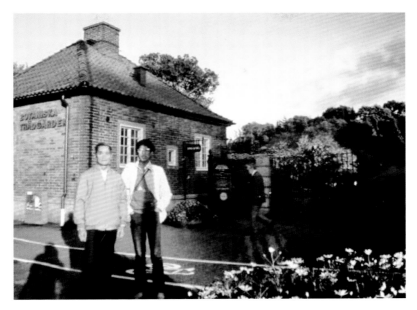

1988年凌一揆先生（左一）出访瑞典与研究生赵可庄合影

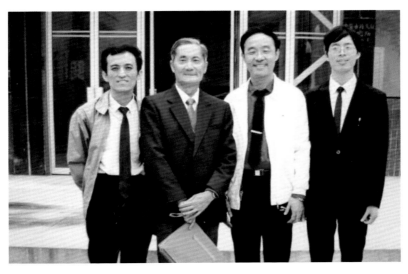

1988年凌一揆先生（左二）指导博士研究生

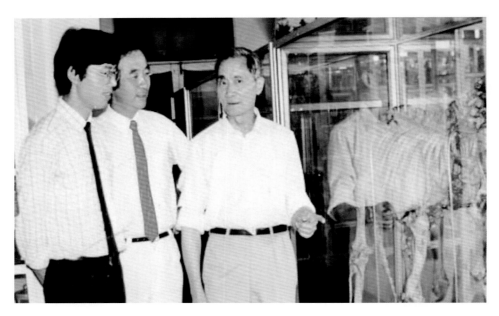

1988年凌一揆先生（右一）与博士研究生

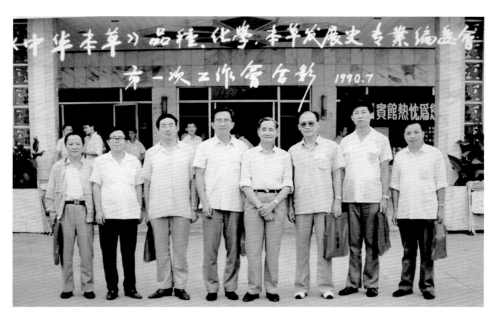

1990年7月《中华本草》编写会议，右四为凌一揆先生

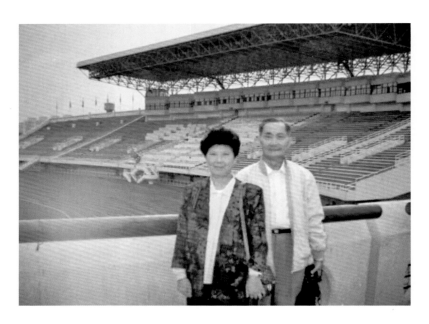

1990年凌一揆先生（右一）与夫人李仕素在北京

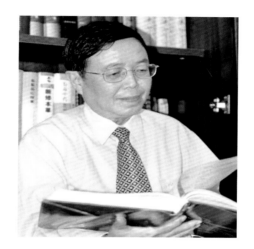

代表传承弟子——李祖伦

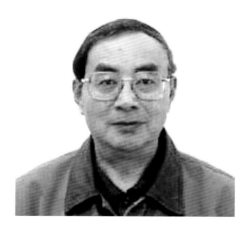

代表传承弟子——张廷模

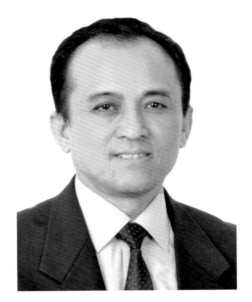

代表传承弟子——杜力军

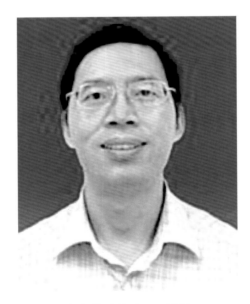

代表传承弟子——谢恬

总序——————加强文化建设，唱响川派中医

四川，雄居我国西南，古称巴蜀，成都平原自古就有天府之国的美誉，天府之土，沃野千里，物华天宝，人杰地灵。

四川号称"中医之乡、中药之库"，巴蜀自古出名医、产中药，据历史文献记载，自汉代至明清，见诸文献记载的四川医家有 1000 余人，川派中医药影响医坛 2000 多年，历久弥新；川产道地药材享誉国内外，业内素有"无川（药）不成方"的赞誉。

医派纷呈 源远流长

经过特殊的自然、社会、文化的长期浸润和积淀，四川历朝历代名医辈出，学术繁荣，医派纷呈，源远流长。

汉代以涪翁、程高、郭玉为代表的四川医家，奠定了古蜀针灸学派。郭玉为涪翁弟子，曾任汉代太医丞。涪翁为四川绵阳人，曾撰著《针经》，开巴蜀针灸先河，影响深远。1993 年，在四川绵阳双包山汉墓出土了最早的汉代针灸经脉漆人；2013 年，在成都老官山再次出土了汉代针灸漆人和 920 支医简，带有"心""肺"等线刻小字的人体经穴髹漆人像是我国考古史上首次发现，应是迄今

我国发现的最早、最完整的经穴人体医学模型,其精美程度令人咋舌!又一次证明了针灸学派在巴蜀的渊源和影响。

四川山清水秀,名山大川遍布。道教的发祥地青城山、鹤鸣山就坐落在成都市。青城山、鹤鸣山是中国的道教名山,是中国道教的发源地之一,自东汉以来历经 2000 多年,不仅传授道家的思想,道医的学术思想也因此启蒙产生。道家注重炼丹和养生,历代蜀医多受其影响,一些道家也兼行医术,如晋代蜀医李常在、李八百,宋代皇甫坦,以及明代著名医家韩懋(号飞霞道人)等,可见丹道医学在四川影响深远。

川人好美食,以麻、辣、鲜、香为特色的川菜享誉国内外。川人性喜自在休闲,养生学派也因此产生。长寿之神——彭祖,号称活了 800 岁,相传他经历了尧舜夏商诸朝,据《华阳国志》载,"彭祖本生蜀","彭祖家其彭蒙",由此推断,彭祖不但家在彭山,而且他晚年也落叶归根于此,死后葬于彭祖山。彭祖山坐落在成都彭山县,彭祖的长寿经验在于注意养生锻炼,他是我国气功的最早创始人,他的健身法被后人写成《彭祖引导法》;他善烹饪之术,创制的"雉羹之道"被誉为"天下第一羹",屈原在《楚辞·天问》中写道:"彭铿斟雉,帝何飨?受寿永多,夫何久长?"反映了彭祖在推动我国饮食养生方面所做出的贡献。五代、北宋初年,著名的道教学者陈希夷,是四川安岳人,著有《指玄篇》《胎息诀》《观空篇》《阴真君还丹歌注》等。他注重养生,强调内丹修炼法,将黄老的清静无为思想、道教修炼方术和儒家修养、佛教禅观会归一流,被后世尊称为"睡仙""陈抟老祖"。现安岳县有保存完整的明代陈抟墓,有陈抟的《自赞铭》,这是全国独有的实物。

四川医家自古就重视中医脉学,成都老官山出土的汉代医简中就有《五色脉诊》(原有书名)一书,其余几部医简经初步整理暂定名为《敝昔医论》《脉死候》《六十病方》《病源》《经脉书》《诸病症候》《脉数》等。学者经初步考证推断极有可能为扁鹊学派已经亡佚的经典书籍。扁鹊是脉学的倡导者,而此次出土的医书中脉学内容占有重要地位,一起出土的还有用于经脉教学的人体模型。唐代杜光庭著有脉学专著《玉函经》3卷，后来王鸿骥的《脉诀采真》、廖平的《脉学辑要评》、许宗正的《脉学启蒙》、张骥的《三世脉法》等，均为脉诊的发展做出了贡献。

昝殷，唐代四川成都人。昝氏精通医理，通晓药物学，擅长妇产科。唐大中年间，他将前人有关经、带、胎、产及产后诸症的经验效方及自己临证验方共378首，编成《经效产宝》3卷，是我国最早的妇产科专著。加之北宋时期的著名妇产科专家杨子建（四川青神县人）编著的《十产论》等一批妇产科专论，奠定了巴蜀妇产学派的基石。

宋代，以四川成都人唐慎微为代表撰著的《经史证类备急本草》，集宋代本草之大成，促进了本草学派的发展。宋代是巴蜀本草学派的繁荣发展时期，陈承的《重广补注神农本草并图经》，孟昶、韩保昇的《蜀本草》等，丰富、发展了本草学说，明代李时珍的《本草纲目》正是在此基础上产生的。

宋代也是巴蜀医家学术发展最活跃的时期。四川成都人、著名医家史崧献出了家藏的《灵枢》，校正并音释，名为《黄帝素问灵枢经》，由朝廷刊印颁行，为中医学发展做出了不可估量的贡献，可以说，没有史崧的奉献就没有完整的《黄帝内经》。虞庶撰著的《难经注》、杨康侯的《难经续演》，为医经学派的发展奠定了基础。

史堪，四川眉山人，为宋代政和年间进士，官至郡守，是宋代士人而医的代表人物之一，与当时的名医许叔微齐名，其著作《史载之方》为宋代重要的名家方书之一。同为四川眉山人的宋代大文豪苏东坡，也有《苏沈内翰良方》（又名《苏沈良方》）传世，是宋人根据苏轼所撰《苏学士方》和沈括所撰《良方》合编而成的中医方书。加之明代韩懋的《韩氏医通》等方书，一起成为巴蜀医方学派的代表。

四川盛产中药，川产道地药材久负盛名，以回阳救逆、破阴除寒的附子为代表的川产道地药材，既为中医治病提供了优良的药材，也孕育了以附子温阳为大法的扶阳学派。清末四川邛崃人郑钦安提出了中医扶阳理论，他的《医理真传》

《医法圆通》《伤寒恒论》为奠基之作，开创了以运用附、姜、桂为重点药物的温阳学派。

清代西学东进，受西学影响，中西汇通学说开始萌芽，四川成都人唐宗海以敏锐的目光捕捉西学之长，融汇中西，撰著了《血证论》《医经精义》《本草问答》《金匮要略浅注补正》《伤寒论浅注补正》，后人汇为《中西汇通医书五种》，成为"中西汇通"的第一种著作，也是后来人们将主张中西医兼容思想的医家称为"中西医汇通派"的由来。

名医辈出　学术繁荣

中华人民共和国成立后，历经沧桑的中医药，受到党和国家的高度重视，在教育、医疗、科研等方面齐头并进，一大批中医药大家焕发青春，在各自的领域里大显神通，中医药事业欣欣向荣。

四川中医教育的奠基人——李斯炽先生，在 1936 年创立了"中央国医馆四川分馆医学院"，简称"四川国医学院"。该院为国家批准的办学机构，虽属民办但带有官方性质。四川国医学院也是成都中医学院（现成都中医药大学）的前身，当时汇集了一大批中医药的仁人志士，如内科专家李斯炽、伤寒专家邓绍先、中药专家凌一揆等，还有何伯勋、杨白鹿、易上达、王景虞、周禹锡、肖达因等一批蜀中名医，可谓群贤毕集，盛极一时。共招生 13 期，培养高等中医药人才 1000 余人，这些人后来大多数都成为中华人民共和国成立后的中医药领军人物，成为四川中医药发展的功臣。

1955 年国家在北京成立了中医研究院，1956 年在全国西、北、东、南各建立了一所中医学院，即成都、北京、上海、广州中医学院。成都中医学院第一任院长由周恩来总理亲自任命。李斯炽先生继创办四川国医学院之后又成为成都中医学院的第一任院长。成都中医学院成立后，在原国医学院的基础上，又汇集了一大批有造诣的专家学者，如内科专家彭履祥、冉品珍、彭宪章、傅灿冰、陆干甫；伤寒专家戴佛延；医经专家吴棹仙、李克光、郭仲夫；中药专家雷载权、徐楚江；妇科专家卓雨农、曾敬光、唐伯渊、王祚久、王渭川；温病专家宋鹭冰；外科专家文琢之；骨、外科专家罗禹田；眼科专家陈达夫、刘松元；方剂专家陈潮祖；医古文专家郑孝昌；儿科专家胡伯安、曾应台、肖正安、吴康衡；针灸专家余仲权、薛鉴明、李仲愚、蒲湘澄、关吉多、杨介宾；医史专家孔健民、李介民；中医发展战略专家侯占元等。真可谓人才济济，群星灿烂。

北京成立中医高等院校、科研院所后，为了充实首都中医药人才的力量，四川一大批中医名家进驻北京，为国家中医药的发展做出了巨大贡献，也展现了四川中医的风采！如蒲辅周、任应秋、王文鼎、王朴诚、王伯岳、冉雪峰、杜自明、李重人、叶心清、龚志贤、方药中、沈仲圭等，各有精专，影响广泛，功勋卓著。

北京四大名医之首的萧龙友先生，为四川三台人，是中医界最早的学部委员（院士，1955年）、中央文史馆馆员（1951年），集医道、文史、书法、收藏等于一身，是中医界难得的全才！其厚重的人文功底、精湛的医术、精美的书法、高尚的品德，可谓"厚德载物"的典范。2010年9月9日，故宫博物院在北京为萧龙友先生诞辰140周年、逝世50周年，隆重举办了"萧龙友先生捐赠文物精品展"，以缅怀和表彰先生的收藏鉴赏水平和拳拳爱国情怀。萧龙友先生是一代举子、一代儒医，精通文史，书法绝伦，是中国近代史上中医界的泰斗、国学家、教育家、临床大家，是四川的骄傲，也是我辈的楷模！

追源溯流　振兴川派

时间飞转，掐指一算，我自1974年赤脚医生的"红医班"始，到1977年大学学习、留校任教、临床实践、跟师学习、中医管理，入中医医道已40年，真可谓弹指一挥间。俗曰：四十而不惑，在中医医道的学习、实践、历练、管理、推进中，我常常心怀感激，心存敬仰，常有激情冲动，其中最想做的一件事就是将这些中医药实践的伟大先驱者，用笔记录下来，为他们树碑立传、歌功颂德！缅怀中医先辈的丰功伟绩，分享他们的学术成果，继承不泥古，发扬不离宗，认祖归宗，又学有源头，师古不泥，薪火相传，使中医药源远流长，代代相传，永续发展。

今天，时机已经成熟，四川省中医药管理局组织专家学者，编著了大型中医专著《川派中医药源流与发展》，横跨两千年的历史，梳理中医药历史人物、著作，以四川籍（或主要在四川业医）有影响的历史医家和著作为线索，理清历史源流和传承脉络，突出地方中医药学术特点，认祖归宗，发扬传统，正本清源，继承创新，唱响川派中医药。其中，"医道溯源"是以民国以前的川籍或在川行医的中医药历史人物为线索，介绍医家的医学成就和学术精华，作为各学科发展的学术源头。"医派医家"是以近现代著名医家为代表，重在学术流派的传承与发展，厘清流派源流，一脉相承，代代相传，源远流长。《川派中医药源流与发展》一书，填补了川派中医药发展整理的空白，是集四川中医药文化历史和发展现状之大成，理清了川派学术源流，为后世川派的研究和发展奠定了坚实的基础。

我们在此基础上，还编著了《川派中医药名家系列丛书》，汇集了一大批近现代四川中医药名家，遴选他们的后人、学生等整理其临床经验、学术思想编辑成册。预计编著一百人，这是一批四川中医药的代表人物，也是难得的宝贵文化遗产，今天，经过大家的齐心努力终于得以付梓。在此，对为本系列书籍付出心血的各位作者、出版社编辑人员一并致谢！

由于历史久远，加之编撰者学识水平有限，书中罅、漏、舛、谬在所难免，敬望各位同仁、学者提出宝贵意见，以便再版时修订提高。

中华中医药学会　副会长

四川省中医药学会　会　长

四川省中医药管理局　原局长

杨殿兴

成都中医药大学　教授、博士生导师

2015 年春于蓉城雅兴轩

序

光阴似箭，岁月如梭。敬爱的恩师凌一揆先生离开他热爱的中医药事业，离开他辛勤耕耘、忙碌劳作过的土地已有 20 余载。而爱戴他的弟子们却从未忘却过他的引领教导，高尚的品德和音容笑貌。恩师中等身材，英俊而干练，深邃而炯炯有神的双眼，总是闪烁着智慧的光芒。

恩师聪颖过人，青年时期，遵循家规，熟读经典，精研本草；记忆超群，思维敏捷，引经据典，准确无误；睿智博学，医药贯通；悬壶乡间，悉心诊病，心存仁术，济世活人，不分贵贱，名震一方。

恩师崇尚科学，勇于创新，是中医药高等教育事业的开路先锋。中华人民共和国成立之初，筹办《中国医药学刊》，并最早主编了《中药学讲义》，首创了中药学教材的编写模式。他高屋建瓴，顶层设计和构建了中药学学科构架，最早创立了中药学一级学科学位点，提出了"系统中药学"思想。他求真务实，敢于探索，是医药结合、理论实践结合、传统与现代结合、多学科融合的开拓者和践行者，促进了中药的现代化发展和成果转化。他最早在全国招收中药学博士研究生，培养了我国第一位中药学博士。他重视中药学人才培养，厚理论、重实践、强能力，精思笃行育人才，最早在全国构建了"产 – 学 – 研"一体化的人才培养模式，培养出了不少杰出人才。

恩师和蔼可亲，儒雅风趣，修养极佳，学术造诣深厚。他注重教书育人，为人师表，讲授药方，性味归经，取譬生动，语言精妙，逻辑严密；轻言细语，娓娓道来，如沐春风，教学效果极佳。凡是聆听过恩师授课的学生们，无不赞称"是一种高级享受"。

恩师重视中医药学术传承和学术交流，高瞻远瞩，治学严谨，学术开明，拥有海纳百川的胸怀和中药现代化的国际视野，曾与多个国家及中国香港地区的许多学者进行了学术交流，扩大了中医药学在世界的影响，为弘扬中医药学和民族文化献出了毕生的精力，学术影响深远。

恩师赋性恬淡，光明磊落，富有极强的社会责任感，担任全国中医药学术团体多个要职，作为民主党派和政协委员，积极参政议政，服务于社会，贡献巨大。

恩师忠诚于中医药教育事业，作风正派，坚持原则，廉洁奉公，严于律己，宽厚待人，为发展现代中药学兢兢业业，勤勤恳恳，呕心沥血，殚精竭虑，鞠躬尽瘁。正如其墓碑碑文所载："凡知之者，莫不仰其高风，钦其卓见，悲其尽瘁，闵其早逝。"

恩师清廉俭朴，留与子孙一身正骨，两袖清风；留与后人，是无尽的怀恋。作为中医药学大家，恩师的英名及学术精髓定将流芳千古！

编者

2018 年 2 月

编写说明 ——————————————————————————

　　本书依据总主编及编委会拟定的大纲要求，主要围绕五个部分开展了编写工作。需特别指出：已故川籍杰出的现代中药学创始人凌一揆先生在全国享有盛誉，青年时期行走乡间，悉心诊病，仁心仁术，成为杏林后起之秀。调入成都中医学院（现成都中医药大学）后，从事教学、科研、临床及管理等工作。但因历史原因，有关先生的临床用药经验的资料乏于总结，诸多信息无法获取，临床治疗医案难以展示。故本书以凌一揆先生在高等教育方面取得的成就为主线，以主编的中药学教材及代表论文为核心，结合常用代表方、医话、产品开发及高层次人才培养等多方面，总结其学术思想，反映他对现代中药学及中医药产业化发展所做出的卓越贡献，以期为后生学习、传承和发扬光大提供参考。

　　还需强调：本书重点研究学术代表论著，尤其是凌一揆先生主编的自编教材《中药学讲义》及第 1 ~ 5 版全国统编中药学教材（重点总论部分）和亲笔撰写的多篇学术文章，均充分展现了他的学术思想精华和成就，同时，还有不少学术思想贯穿于其指导的硕士、博士研究生论文之中。多数研究生的学位论文未曾公开发表，相关资料更显得弥足珍贵，其中很多学术观点和思想，对指导当今中药学的基础理论研究仍具有重要的学术意义和价值，故在此予以全面系统地总结，也是为了集中展示凌先生作为研究生导师，在高层次人才培养方面所取得的成果。另外，在研究生学历教育纳入中医药院校教育体系之初，高层次人才培养多以团队形式指导。因此，研究生的学位论文从某种程度上还凝聚了 20 世纪由凌先生带领的学术团队在中药学基础理论及方剂配伍规律研究方面的集体智慧结晶，也充分展示了团队精神。

本书代表著作中有关凌一揆先生主编的《中药学讲义》及第 1～5 版教材内容，由蒋淼提供并部分撰写；《中华本草》《中国食疗名方 300 首》由秦旭华撰写。学术传承代表弟子李祖伦、张廷模、杜力军、谢恬等基础资料均分别由本人执笔撰写；李祖伦、张廷模的学术思想则分别由秦旭华、杨敏整理提供。凌宗元、凌宗士作为凌先生的儿子，在医话及逸闻趣事等方面提供了许多宝贵资料；唐怡提供了系统中药学、"三结合理念"等要点；文昌凡提供了医话和逸闻趣事等重要信息。万德光教授曾与凌先生共事多年，她不辞辛劳，审定了本书书稿，很多信息还源于她的悉心指导。作者序、全书内容的整合及提炼总结，由王建执笔撰写。本书照片，大部分由师母李仕素提供。

本书编写过程中，得到了四川省中医药管理局的经费资助，尤其师母李仕素及其家人、秦旭华老师、蒋淼老师及黄立华博士为本书的撰写给予了大力支持和帮助，在此一并表示诚挚的感谢！

由于水平有限，掌握资料有限，对凌一揆先生的学术思想理解和凝练还不到位，疏漏和不足之处在所难免，敬望海涵，并请读者批评指正，以便今后修订完善。

王建

2018 年 1 月

目　录

生平简介

凌一揆（1925—1992），汉族，生于1925年2月15日，重庆市（原四川）永川县人。1942年考入四川国医专科学校，1943年转入四川国医学院就读。1944年毕业于四川国医学院，留校任教兼顾临床。1946年学院因故停办，遂离校。同年筹办《中国医学》月刊，任主编，1947年元月出版第1期。1948年回永川开业行医。1954年到成都参与"全省中医代表会议"筹备工作。1954年5月调任成都中医进修学校，讲授中医诊断学、中药学课程，兼任教务主任。

1956年，全国首批四所中医学院开办后，凌一揆先生参加了成都中医学院中医学专业教学计划制订工作，同年组建了本草方剂教研室，奠定了中药学学科基础，是成都中医学院的建院元老。1957年主编了成都中医进修学校自用的《中药学讲义》，是现存最早以个人名义主编的中药学教材，并提出了"中药研究工作必须与中医临床经验相结合"的"医药结合"思想。1959年在全国率先开办中药学本科专业，初步奠定了中药学一级学科的基础。1960年，人民卫生出版社出版发行了由凌一揆先生负责，以成都中医学院名义主编的全国统编教材《中药学讲义》；1964年由上海科学技术出版社修订出版第2版；1977～1984年，更名为《中药学》；之后教材几经修订出版了第3～5版，第5版《中药学》主编署名为凌一揆。在教材建设方面开展了大量的开创性工作，奠定了同类教材的编写模式和基础，也是新中国中医药高等教育的开路先锋。他亲临教学一线，主讲中药学、方剂学课程，注重教书育人，为人师表，重视教学内容和方法，教学效果好。中药教研室至今仍保留凌先生授课的全套录音磁带，弥足珍贵。凌一揆先生注重学生能力培养，指出教学的重要目的在于培养学生的思维能力，使学生掌握良好的治学方法，才能真正终身受益。1975年，凌一揆先生被评为教授。他率先在全国建立了中药标本室和标本园，于1978年末建成全国医药院校中内容丰富、规模较大的中药标本中心之一，搭建了学习实践平台。其间任教学、科研科科长、本草方剂教研组主任、中药教研组主任等职。

1977年，凌一揆先生成为我国第一批中医药硕士研究生导师，1978年招收了第一批中药学硕士研究生。1981年，成都中医学院被国务院学位委员会批准为第一个中药学博士学位授权点。作为博士研究生导师，凌一揆先生于1984年招收了我国第一位中药学博士，先后培养硕、博士研究生 17 人次；还协助指导多名研究生，对中药学学位点的创建和高层次人才培养做出了贡献。

1988 年，成都中医学院中药学科被教育部批准为当时全国唯一的中药学国家级重点学科，凌一揆先生成为全国唯一的中药学重点学科带头人。在学科建设方面，他提倡"系统中药学"（即一级学科、大中药学），注重继承与发扬、理论与实践、传统与现代的有机结合，崇尚创新。20 世纪 70 年代末至 80 年代末，先生任文献研究所所长、中药研究所所长、学报主编、学术委员会主任、学位委员会主任、职称评审委员会主任、成都中医学院副院长及名誉院长。

1985 年，凌一揆先生应邀赴日本进行为期 3 周的访问、考察和讲学，并被特邀参加日本药学会的年会活动，建立了与日本共同合作研究中药的友好关系，具有"中药现代化"的国际视野。1988 年，他应邀赴瑞典哥德堡大学讲学，受到瑞典药学界朋友的敬佩。先生还与英国、德国、日本、法国、新加坡等国家和中国香港地区的许多学者进行了广泛的学术交流，扩大了中医药学在世界的影响。1991 年，凌一揆先生成为成都中医学院首批享受国务院政府特殊津贴专家，为我国中医研究生教育和学位工作积累了丰富的经验，做出了卓越贡献。

从教以来，凌一揆先生围绕中药药性理论、配伍禁忌理论"十八反""十九畏"、方药药性理论及配伍原理等科学问题开展研究，亲笔撰写，并指导硕、博士研究生探讨相关学术问题，亲自撰著并发表论文 10 余篇；指导研究生论文 17 篇；主编及编写教材、专著 10 余部。20 世纪 70 年代末，他倡议、策划、主持及参与各级科研课题 10 余项，其中负责重大科研课题 3 项（《四川中药志》编撰和修订，川产道地药材的系统研究，国家中医药管理局"七五"重大课题"解表方药研究"）；1990 年作为副总编，负责《中华本草》本草发展史的编写工作；作为第 1 发明人，获得发明专利 4 项，研制新药及保健产品近 20 个；获得多项科技进步奖，作为副总主编负责的《中华本草》于 2009 年获江苏省科技进步奖一等奖，凌一揆先生排名第 7。

凌一揆先生在教材建设、重点学科和学位点创建、实验室和标本馆建立、高等教育及高层次人才培养、中药现代化研究、产学研结合、学术交流与传承等方面开拓创新，成绩卓著；对四川省乃至全国的中医药学术和医药产业发展做出了巨大贡献。

　　凌一揆先生曾担任中华全国中医学会副会长、全国高等院校中医药教材编审委员会主任、国家科学技术委员会中医专业组成员、国家自然科学基金委员会中医学中药学学科评审组委员、国务院学位委员会学科评议组中医组召集人、北京"九一"国际传统医药大会学术顾问、卫生部医学科学委员会委员、药品评审委员会委员、第五届药典委员会委员；四川省振兴中医领导小组成员、四川省高校技术职称评审委员会委员、四川省中医药管理局科技评审委员会副主任委员，四川省中医学会副会长、四川省药学会常务理事、四川省科技顾问团成员等学术兼职；并任第七届全国政协委员、成都市第十一届人民代表大会常务委员、九三学社中央委员、四川省副主委等职。在全国中医药学术界享有很高威望，学术及社会影响深远。

川派中医药名家系列丛书

临床经验

凌一揆

凌一揆先生具有坚实的中医药理论功底，早期主要从事临床实践。青年时期，行走基层，为民服务，深受好评。1948年9月，受父母函召回家乡永川县（现为永川区），悬壶乡间，悉心诊病，心存仁术，济世活人，医德高尚，成为当地杏林后起之秀。但由于历史久远，加之其后未能充分整理总结，有关先生临床用药经验资料非常有限。仅依据其研究开发的新药和保健产品，可看出凌先生治病涉及内科、妇科等多个领域，并善于将自身经验转化为成果，奉献给社会。

一、常用独特方

凌一揆先生勇于创新，继承不泥古，发扬而不离宗。查阅文献资料，临床常用方虽为数不多，但多为自创方剂。如"琥珀合欢汤""痛经口服液""小儿热感宁"等。

1. 治失眠方——琥珀合欢白芍汤

该方组成简单，功用明确，养肝宁心安神，治疗失眠，用之显效。

方剂来源：《中国中医药报》载，凌一揆方。

组成：琥珀0.6g（研末冲服），合欢花、白芍各9g。

功效与主治：安神解郁，养血柔肝；适用于失眠、神经衰弱。

用法：水煎服，每日1剂，于中午饭后、临睡前各服1次。

方解：琥珀安五脏、定魂魄、镇惊安神，为君药；辅以合欢花安神解郁，入脾补阴，入心缓气，而令五脏安和、神气舒畅；再佐以养血柔肝益脾之白芍，其苦入心、微寒泻心火，酸入肝、收敛肝阴。

加减：肝虚有热之虚烦不眠，与酸枣仁汤合用；热病后期，热邪未尽，阴液已伤者，与黄连阿胶汤合用；心肾不足，阴虚阳亢之失眠、心悸、健忘、口燥咽干、舌红无苔者，加生地黄、柏子仁等养心滋肾之品。

剂型改革：该方于1958年交由成都中医学院附属药厂（后成为成都华神集团股份有限公司制药厂）制成片剂，用于临床。其后编入《中药方剂临床手册》

（四川人民出版社 1959 年版，第十六章第三节第 216 页平肝安神方剂）。

2. 治痛经方——痛经口服液

该方为妇科气滞血瘀痛经而设，基于四物而去熟地黄，增行气香附、乌药，以行气活血、调经止痛，每每显效。

方剂来源：由凌一揆先生提供处方，成都中医学院附属药厂研制生产。

组成：白芍、川芎、当归、乌药、香附。

功效与主治：行气活血，调经止痛；适用于气滞血瘀引起的经前、经期腹部胀痛或痉挛性疼痛，或经期伴头痛。

临床观察：该方由原成都中医学院附属药厂生产的口服液制剂，观察治疗痛经患者 221 例。结果显示：有效率为 91.39%。分析记录详尽的 43 例患者认为，该药尤宜于中医辨证属于气滞血瘀型的痛经患者，症见行经时下腹坠胀疼痛，兼乳房胀痛、呕恶，月经夹有瘀块。

依据：成都中医学院科研处《学报》编辑室整理，发表在《成都中医学院学报》1985 年第 4 期登载的《痛经口服液 I 号治疗痛经 221 例》一文中，文章中指出："'痛经口服液'系由我院凌一揆先生提供处方，我院附属药厂研制生产，经成都市妇幼保健院、川棉厂职工医院、本院附属医院、西藏驻蓉办事处医院等四个医疗单位进行临床验证，并正式通过省级科技成果鉴定的又一种新中成药。该药安全有效，服用方便。"

二、临床用药心得

凌一揆先生精通本草，熟知临床，并善于结合现代研究成果对中药的性味、用法用量、应用及用药禁忌等多方面展开学术讨论，提出个人学术观点。以下多个医话源于由他 1957 年主编的供四川成都中医进修学校自行使用的《中药学讲义》，个别源于其子所见及弟子回忆。

1. 豆皮包鸦胆子

基于历代医家对鸦胆子的性味存在的认识分歧，凌一揆先生引经据典讨论并赞同其"苦寒"性味之说。有关鸦胆子的用量和服法，各家记述不尽相同，范围在 7 ~ 50 粒。凌一揆先生依据自身用药经验，建议临床使用鸦胆子的参考剂量是

10～30粒。至于服用方法，有用龙眼肉包吞者，有用芭蕉子肉包吞者，亦有用白糖水将鸦胆子囫囵吞下等，其目的是避免本品刺激胃引起呕吐。凌先生认为"肠中湿热方盛，不宜以补药助邪"，拟改滋补的桂圆肉为豆腐皮，推崇此服用方法。又讨论鸦胆子去油取霜用，虽能避免呕吐，但这样处理后无疑会影响其治疗效果。凌先生指出：复方中以鸦胆子为丸剂，确能防止呕吐，可能因丸剂的溶解过程较为缓慢，缓和了鸦胆子对胃的刺激作用。故为合理选择鸦胆子安全有效的服用方法提供了参考。

2. 小青龙汤妙用五味补虚固本

凌一揆先生对临床论方辨药有独到见解和精辟论述，尤其对五味子临床应用的解析，见解独特。经弟子张廷模回忆，其偶然与先生论及小青龙汤用五味子，先生称：通常人们认为该药是防全方辛散太过，不能自圆其说。中医用药治病，以平为期，太过用药就有问题。假如原方减少辛散药的味数或用量，使其不要辛散太过，方中的五味子也是不可缺少的。先生进一步阐释，其实小青龙汤主治之证为本虚标实，五味子补益肺肾之气，能够顾护素有里饮患者之本虚；因其又能养心安神，可以兼顾老年患者睡眠不佳，又防麻黄兴奋性质引起的"心烦"；同时还敛肺止咳以治标，体现了仲景组方之妙，选药之精。可见，凌先生对五味子在组方中的使用意义非人云亦云，见解独到。

3. 天麻性平味辛说

《中药学讲义》天麻讨论项中专门对天麻的性味予以阐述。凌一揆先生指出：《神农本草经》言其辛温，能祛风胜湿、温通行痹，近代且有人以天麻为兴奋药。若从实际疗效而言，本品平肝息风，为镇静、镇痉药。观察古方用天麻祛风胜湿、温通行痹时，必配有大量或多数祛风药或助阳药，天麻仅起相助作用。若以疗效测其性质，"辛温"之说有待商榷。张景岳将其改为"辛平"，张璐改为"辛平，微温"。凌先生赞同"辛平"之说，认为"似较正确"。

4. 巧话青蒿发汗解表

《中药学讲义》青蒿项下讨论中载，时逸人指出："发汗之药多能碍胃，惟本品兼能和胃，是其特点。"又谓："本品发汗，确实可靠，古人用以止盗汗，殊不可靠。"凌一揆先生评价此为经验所得。王秉衡《重庆堂随笔》谓青蒿专门解湿热而气芳香，故为湿温疫疠要药。吴鞠通论青蒿"芳香透络，从少阳领邪外出，虽较柴胡力软而气禀清芬，逐秽开络之功，则较柴胡有独胜"。凌先生认为这些见解都合于实际临床疗效，发挥了青蒿的功用，并肯定地指出：正确认识青蒿对温热病和疟疾的解表、退热作用，不再将它局限于"退虚热"，并认为青蒿对发热汗多、感冒恶寒甚之证皆不相宜。

据凌一揆先生大儿子凌宗元老师回忆：曾有位乳腺癌术后发热患者，用抗生素、退热药一周仍无效。凌先生辨证施治，以清热解毒药为基础，其中重用青蒿，患者服药后次日热势减轻，三日热退身凉，当时住院主管西医医生亦为之叹服不已。

5. 当归不同部位药效差异论

《中药学讲义》当归讨论项中对当归头、身、尾的药效各异展开了讨论，引王好古谓当归头破血，身养血，尾行血，全用同人参、黄芪则补气而生血。当今皆如此分用，一般医家亦多相信当归身为可靠的补血药。实际上这种作用并非本品之长，补血的方剂中虽常用之，但补血之功不在当归也。先生又引《韩氏医通》谓："当归主血分之病，川产力刚可攻，秦产力柔宜补。"凌先生推崇韩氏之说，指出："川当归味苦、麻，秦当归味较甘，形宜肥大，地域有别，品类不一，效力自亦不无差异，韩氏之说亦可备一格。"他认为当归的药效差异与产地有关，而以当归头、身、尾区分药效的意义不大。

6. 辨酸枣仁生醒睡熟安眠论

《中药学讲义》酸枣仁的讨论项中指出：酸枣仁为镇静药，在应用初无生熟之分，黄宫绣《本草求真》始谓生用醒睡、熟用能安眠，强为区分而殊其效。邹润安非之，谓："生用能醒睡是牵合陶隐居之说，以简要济众一方为据，不知其方用酸枣仁一两，用腊茶至二两，且以生姜汁涂炙。是以茶醒睡，酸枣仁反佐。若据此为醒睡之典，则麻黄汤中有治中风自汗之桂枝，亦可谓为止汗耶。"凌先生赞同邹润安之说，指出："邹说甚是，生熟枣仁，当不至在效用上悬绝如此，生者熟者皆能镇静安眠，征诸实验，知其信然。"提示：所谓酸枣仁"醒睡"应是因配伍腊茶所致，应为茶叶效应，并非酸枣仁所为。

7. 大黄活血而禁用于肠穿孔

《中药学讲义》大黄讨论项指出：大黄促进肠蠕动的作用甚强，且能使肠腔形成充血状态，故凡肠部有溃疡、穿孔等症俱禁用之，否则为害甚烈，不可据千金大黄牡丹皮汤治肠痈之说而误用大黄；特别是大黄牡丹皮汤中的牡丹皮也有"引血下行"的作用，与大黄相配伍，发生协同作用，其刺激性更大。因此，大黄牡丹皮汤治疗肠痈的可靠程度是值得研究的，其立方用药意义也值得商榷。凌一揆先生结合药物自身特点和临床用药实际，提出了个人观点，以警示合理使用大黄的活血功效。

8. 水蛭治瘀宜生而忌熟炙

《中药学讲义》水蛭讨论项指出：水蛭人多畏之，故入药的机会不多。《本草拾遗》谓：虽以火炙，经年得水犹活。民间相信此物研末入水即活，殊无事实可征。徐灵胎论本品之功效最为正确，《本草经百种录》云："凡人身瘀血方阻，尚有生气者易治，阻之久则无生气而难治。盖血既离经，与正气全不相属，投之轻药则拒而不纳，药过峻又反能伤未败之血，故治之极难。水蛭最喜人之血，而性又迟缓，迟缓则生血不伤；善入则坚积易破；借其力以攻积久之滞，自有利而无害也。"张锡纯亦云："凡破血药多伤正气，惟水蛭味咸，专入血分，于气分丝毫无损。且服后腹不觉痛，并不觉开破，而瘀血默消于无形，真良药也。"凌先生评价：张氏对于妇科经闭及癥瘕等疾而脉不现虚弱象者，用水蛭研末，开水送服一钱，一天服两次，谓虽数年坚积瘀血，一月可全消。又指出："至于水蛭用法，方书多强调炮制，张氏亦反对此说，据他实验证明，炙熟的水蛭效力甚差，又谓生用则奏效甚良，且未见有贻害于病后者。"

《金匮要略》方虽对水蛭的应用亦注明须"熬"，根据日本医家所著伤寒用药研究中关于水蛭之记述，但以之曝干，并不主张加以炮制，亦可证明主此说不仅张氏一人。这些都提示凌一揆先生也不主张水蛭炮制后使用，而以生用为宜。

9. 评"一味丹参，功兼四物"

《中药学讲义》丹参讨论项指出：《妇人明理论》谓"一味丹参，功兼四物"，以为丹参能生新血、破瘀血，凌先生认为"把丹参的疗效夸大了"。又引王秉衡之说："丹参降而行血，血热而滞者宜之，故为调经产后要药；设经早或无血经停，及血少不能养胎而胎动不安；于产后血已畅者，皆不可惑于功兼四物之说，并以其有参之名而滥用之。即使功同四物，则四物汤原治血分受病之药，并非补血之方，石顽先生已辨之矣。"凌先生赞同王氏对丹参的评价，还指出：张山雷归纳丹参的疗效为活血、行血："内之达脏腑而化瘀滞，故积聚消而瘀滞破，外之利关节而通脉络，则腰膝健而痹着行；详核古人主治，无一非宣通运行之效"。再次评价：尤属要言不烦，至天王补心丹以丹参入补养剂，依据王秉衡见解，认为"心火太动则神不安，丹参清血中之火，故能安神定志"，则丹参补心补血之说，显然是个问题。提示凌一揆先生不赞同"一味丹参，功兼四物"之说。

10. 话车前草与子功效差异

《中药学讲义》车前子项指出：车前草与车前子的功效略同。近代研究证明车前子能增加气管和支气管黏液的分泌，作用于呼吸中枢，使呼吸运动深大而徐缓，有显著祛痰作用，且为非碱皂素性质的祛痰药，无溶血作用和强烈刺激性。又（前）苏联弗拉托夫曾用车前叶制组织浸液，可治疗喉结核、结核性皮肤溃疡及眼科疾患。以此区别车前子与车前草在应用方面的差异。可见，凌先生善于吸收国内外的研究成果和知识供教学参考。

11. 巧用"生脉散"抗晕动劳顿

凌一揆先生思辨能力强，精通本草，学习经典而又能举一反三。依据《少城文史资料》第八辑（内部资料，政协成都市青羊区委员会、学习文史委员会编，1996年1月）张慎沅撰文《全国著名的中医药物学家凌一揆的生平和业绩》中记载："1962年10月20日中印边界冲突时，他响应毛主席号召，接受国防、卫生两部的委托，为防治官兵长途运转对身心健康的影响，从古方剂中筛选出'生脉散'，效果极佳。该药剂当时列为保密药品，现已扩大生产，广泛应用，群众反映亦极良好。"可见，凌一揆先生具有创新精神，早在20世纪60年代初，即将益气养阴古方"生脉散"作为具有适应高原地理气候、抗应激反应的组方，用于官兵乘车运动及旅途劳顿。这种"古方新用"的开拓创新精神值得后辈学习。

12. 补肾益气血法预防放疗损伤

依据凌一揆先生大儿子凌宗元老师回忆：一位乳腺癌患者，术后需进一步放疗、化疗，但因患者身体虚弱，父亲采用补肾和补气血法拟定相应组方，于患者放疗前开始预防性地内服，并持续用于整个放疗过程。记忆中整个疗程使用的核心药物均含菟丝子、补骨脂、蜂蜜等。结果不仅避免了放疗带来的皮肤损伤，其局部皮肤完好无损，且减少了对白细胞、红细胞的损伤，效果出奇制胜。当时患者住在西医医院，主治医生为之震撼，也为让西医重新认识中医药的有效性提供了有力的支撑。但深感遗憾，由于当时凌先生公务繁忙，乏于总结，全方未能保留，仅凭零星点滴记忆。

13. 自创"青香郁金丹"治肝病

据凌一揆先生培养的首批硕士研究生文昌凡回忆：导师经常教导，学习的过程当由简到繁，渐进深入，便于系统掌握。但探寻规律，则当由繁到简，便于归纳总结和掌握。因此，先生治病喜用和习用药对或药队。从繁多的组方中挖掘规律，探寻一些常用且有效的药对或药队组方治病，药味虽不多而疗效显著。

特别指出，凌一揆先生将青皮、香附、郁金、丹参四味既能疏肝行气、又能活血化瘀的药物组方，用于慢性肝炎、肝硬化及胆囊炎等肝胆疾病，属于肝郁气滞血瘀型者，每获良效。

上述医话，从某种角度为正确认识、评价和研究各药的功用、量效、用法、古方新用及配伍规律探索等提供了参考，尤其临床用药的创新性思路，可给后生们以启迪。

三、临床应用成果转化

凌一揆先生注重继承与发扬、创新与成果转化，并拥有奉献精神。他积极支持制药企业的发展，将多个自创处方或优选方剂无私献给国家、学校的附属药厂和太极集团等企业；将自身多年的临床用药经验方，结合现代多学科研究技术，创制成了多个中药新制剂，其涉及领域广泛，产生了良好的社会效益和经济效益。这些充分体现出凌先生"传统与现代"结合，"产 – 学 – 研"一体化的学术思想及注重成果转化的理念。

1. 儿感退热宁口服液（国药准字 Z51021976）

（1）研发背景

儿感退热宁口服液，又称"儿感灵"，原名"小儿感冒退热口服液"。依据成都中医学院科研处报道，发表于《成都中医学院学报》1985 年 1 期，文章指出："儿感灵"是由我院凌一揆教授提供处方，由我院（成都中医学院）附属药厂研制而成的一种新中成药。该口服液后成为成都华神集团股份有限公司制药企业的生产产品。

（2）方药效用

组成：青蒿、板蓝根、连翘、菊花、苦杏仁、桔梗、薄荷、甘草。

功效与主治：解表清热，化痰止咳，解毒利咽；适用于小儿外感风热，内郁化火，发烧头痛，咳嗽，咽喉肿痛。

（3）临床观察

"儿感灵"经成都中医学院附属医院儿科、成都市西城区儿童医院、西藏驻蓉办事处医院和成都市第一门诊部等五个单位进行临床验证，先后共治疗外感表卫证发热患儿 280 例，总有效率达 86.3%。该药不仅适用于病毒感染，对细菌感染所致的外感表卫证发热亦有较好疗效。另据微生物试验报告，该药对金黄色葡萄球菌、白色葡萄球菌、甲型溶血性链球菌有中度抑制作用；对乙型溶血性链球菌、脑膜炎奈瑟球菌、肺炎链球菌、流感嗜血杆菌、变形杆菌、大肠杆菌有轻度抑制作用。

2. 痛经口服液（国药准字 Z51021977）

（1）研发背景

《痛经口服液Ⅰ号治疗痛经 221 例》文章中指出："痛经口服液系由我院凌一揆先生提供处方，我院附属药厂研制生产。"后成为成都华神集团股份有限公司制药厂的产品。

（2）方药效用

组成：白芍、川芎、当归、乌药、香附。

功效与主治：行气活血，调经止痛；适用于气滞血瘀引起痛经的经前、经期腹部胀痛或痉挛性疼痛，以及经期伴头痛。

（3）临床观察

观察治疗痛经患者 221 例，结果有效率为 91.39%。分析记录详尽的 43 例患者认为，该药尤宜于中医辨证属于气滞血瘀型的痛经患者，症见行经时下腹坠胀疼痛，兼乳房胀痛、呕恶，月经夹有瘀块。

3. 金朱止泻片（国药准字 Z10960054）

（1）研发背景

基于凌一揆先生科研团队对朱砂莲的基础研究，开发了金朱止泻片，由重庆东方药业股份有限公司生产。依据梁超、谭漪、余洁、王再谟发表的《金朱止泻片治疗湿热泄泻的临床观察（附 449 例病例报告）》指出："金朱止泻片是已故中医专家凌一揆教授主持研究的治疗湿热泄泻的中药制剂。"

（2）方药效用

组成：朱砂莲、雪胆、吴茱萸。

功效与主治：清热解毒，燥湿止泻；主治湿热泻痢，适用于中、轻度湿热泄泻，症见腹泻急迫，泻而不爽，便稀色黄，腹痛，烦热，肛门灼热疼痛，口渴，舌红，苔黄腻等。

（3）临床研究

采用随机分组对照试验，分别应用金朱止泻片和复方黄连素片进行治疗。观察金朱止泻片组 329 例，结果治愈率为 73.15%，总有效率为 94.75%；复方黄连素片组 125 例，治愈率为 52.00%，总有效率为 97.60%。未发现服用金朱止泻片后有不良反应。结论：金朱止泻片的治愈率高于复方黄连素片（$P < 0.05$），对湿热泄泻的各种症状及大便异常有显著疗效（$P < 0.01$）。另外，临床前药理研究提示：本方有抑菌、抗炎、解热、镇痛、解痉及止泻作用，可用于治疗多种致病菌引起的急性腹泻，各项安全性检测指标均无异常变化。

4. 宁心益智口服液（国药准字 B20020457）

（1）研发背景

凌一揆先生基于古代名方"孔圣枕中丹"和"读书丸"化裁，组织多位中医药专家，以中医学精髓理论为指导，经过数十次实验筛选，重新组方、研制而成"宁心益智口服液"（又称枕中健脑液），现由重庆东方药业股份有限公司生产。

（2）方药效用

组成：人参、黄芪、龟甲、玉竹、益智仁、远志、五味子等。

功效与主治：补气养阴，宁心益智；适用于神经衰弱，表现为健忘，多梦，头晕，身倦乏力。

（3）组方意义

方中人参、黄芪补气；龟甲、玉竹以"复肾脏散失之元"，益肾中精气，滋阴强精；远志、五味子、益智仁等宁心益智、开窍安神，共奏补气养阴、宁心益智之功，具有消除疲劳、提高思维敏捷、增强脑动力、记忆力功效。

5. 三勒浆抗疲劳液（三勒浆口服液，国药准字 B20020582）

（1）研发背景

凌一揆先生十分关注外来药的开发利用。1982 年，他培养的硕士研究生便开始研究唐代宫廷滋补秘方"三勒浆"（其含三果）。之后以凌先生为首的专家课题组，苦心研究，历经 10 年总结思考，于 1992 年提出将其开发为保健品，最终研制成中国抗疲劳保健品牌，即具有抗疲劳效应的三勒浆口服液，产生了很好的社会效益和经济效益。该口服液现由成都三勒浆药业集团四川华美制药有限公司生产。

（2）方药效用

组成：诃梨勒（诃子）、毗梨勒、庵摩勒（余甘子）。

功效与主治：滋养肝肾，扶正固本；适用于肝肾阴虚所致疲劳神倦，形体虚弱，失眠多梦，咽干声嘶，胁肋胀满。

另据 1989 年《中医药信息报》报道："在成都中医学院凌一揆先生指导下，该院有关科技人员与成都华华保健用品厂联合研制的'华华'中药保健系列用品获国家'新星杯'奖。该产品对老年性风寒湿病、肢体疼痛、软组织损伤、神经性头痛、肩周炎等慢性疾病有明显的辅助疗效和保健作用。还有'彩虹牌中药电热褥''中药保健牛皮凉席''祛痰烟''醒酒茶'以及'阴安肤泰'洗液等多个保健品，为人民的保健事业也做出了突出贡献。"

此外，为满足各界钓鱼爱好者要求，成都中医学院饵料厂在该院名誉院长凌一揆先生指导下，努力拓展中草药应用新途，研制出最新系列产品"鱼乐食"钓鱼饵料。

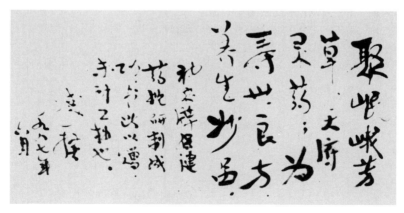

凌一揆先生为研制保健品药枕亲笔题词

6. 获得授权专利

原隶属四川省的制药企业（其下企业并入太极集团），基于凌一揆先生的学术思想和科研指导，并经过长时期的基础研究，制备出便于临床使用的新剂型，作为第一申请者，申报并获准专利4项，如表1所示。

表1 授权专利

编号	专利名称	申请者	单位	时间
1	一种健脾开胃的中成药及其制备方法	凌一揆，白礼西，秦少容，刘元林	四川涪陵制药厂	1997-06-04
2	一种治疗上呼吸道感染的中药组合物及其制备方法	凌一揆，秦少容，冉芝萍，邹习明，曾建国，余佳文，彭涛，黄静，刘世琪	重庆大易科技投资有限公司	2006-09-06
3	一种具有健肤美容作用的中药组合物及其制备方法	凌一揆，曹文丁，秦少容，谢秀琼，周义川，彭涛，余佳文，黄静，刘世琪	重庆大易科技投资有限公司	2006-09-06
4	一种治疗心血管疾病的药物组合物及其制备方法	凌一揆，刘晓芸，唐利国	重庆大易科技投资有限公司	2006-09-27

综上可见，凌先生为推进中药现代化、知识产权保护、成果转化及中药学"产 – 学 – 研"的一体化建设做出了贡献。

学术思想

川 派 中 医 药 名 家 系 列 丛 书

凌一揆

　　凌一揆先生睿智博学，横贯中西，学术见地颇高，影响着几代药学人。依据其发表的学术论文、主编的教材及专著，用药经验，开发产品，指导硕、博士研究生撰写的学位论文及弟子的回顾，可以窥见，凌先生在中药学专业领域中形成的学术思想，一直指导着中医药教学、教育、科研及临床合理用药。

　　通过梳理和研究，凌一揆先生的学术思想主要体现在以下几个方面：重视中药学理论研究，关注临床合理用药，强调"中药性能核心论"，"方药配伍性效取舍"观，倡导"安全合理用药"，注重"性－效－用关联的辨证选药"，重视中药材的"采、种、制、用"；在育人办学模式方面，倡导"精思笃行"的能力型人才培养模式、"产－学－研"结合的育人理念；在学科建设和科学研究及高层次人才培养方面，构建了"系统中药学"，主张学术争鸣，开拓创新，"医药结合、理论实践结合、多学科融合"，强调"继承与创新、传统与现代科技、学科分化与综合"，"中药现代化研究"，崇尚科学创新及国际合作，拥有国际化视野，促进了国际学术交流；临床治病重视调气化、调"气血"，提出疼痛的关键病机系"气血失调"，失眠症当"调气血，养心肝"的临床用药学术观点。先生的许多学术思想依然指导着当今中药学的学科建设、教材建设、人才培养、实验室建设、科学研究及临床用药，影响巨大。

一、重视中药学基础理论及合理用药研究

　　从凌一揆先生主编中药学教材、指导研究生撰写学位论文及其自身独撰的学术文章中均可以看出，他十分重视对临床中药学的基础理论及临床安全合理用药的研究，并强调理论对指导临床用药的重要意义。他认为中药性能是中药基础理论的核心部分，表达了"中药性能核心论"的学术观；对方剂配伍后药性与功效及其主治之间关联原理，提出"方药配合性效取舍"学术观；尤其关注中药"十八反""十九畏"等配伍禁忌的科学问题，主张正确评价，强调临床"安全合理用药"思想；倡导临床用药应当将"性－效－用"关联认识，方能准确辨证选

药；还指出开展道地中药研究，当关注"采、种、制、用"四要素。

1. 中药药性理论核心观

中药基础理论主要包含中药性能、配伍、功效、用药禁忌，以及炮制、制剂等理论，内容丰富多彩，但最有特色和最核心的理论，当属"中药性能"。早在1957年由凌一揆先生主编的《中药学讲义》及由他负责及主编的第 1 ~ 5 版全国统编中药学教材中，中药性能均是不可或缺的核心内容，且常放置于总论，靠前排列，迄今所出版的同类教材一直沿用此举。他指导的多名硕士研究生撰写的学位论文，大部分围绕中药性能开展研究。由此更显示了中药性能是中药基础理论的核心部分，对指导临床用药具有重要意义。

中药性能又称广义的中药药性，主要包括四气、五味、归经、升降浮沉、毒性等。各种性能均站在不同角度反映药物的效应特点，除毒性是反映药物安全程度的性能外，其余四种性能分别从不同角度表达药物作用的特性。由于一味中药具有多种功效，因此一味药物通过标示四气、五味、归经等特性便能较完整地表达多种效应。四气（四性）反映药物对寒热病证及阴阳盛衰的调节作用，依据寒者热之、热者寒之以治之。五味重在表达散、敛、补、泻等特点。辛味有散、行、开等特性；酸、涩味收敛固涩而主治滑脱病证，酸又能生津；甘味有补、和、缓特性；苦味有燥、泄等特性。归经表达药物对病变部位的选择性作用，有定位概念；依据脏腑辨证，针对具体病位而治之，能提高用药的准确性。升降浮沉纠正气机升降失调，表达药物作用的趋向性，通常依据病势、病位，逆病势、顺病位而治疗。毒性指对机体的伤害性，表达药物安全程度。每味药物的各种性能均应结合互参，才能准确地指导临床合理用药，确保安全性和有效性。在第 1 版统编教材《中药学讲义》中，很多内容都提到了"临床用药原则"，如论述四气部分"气和味的关系"，以及升降浮沉、补泻等，可见其对中药性能的重视程度。在先生指导的 17 位研究生中，就有 6 篇学位论文与中药性能高度相关，分别就四气寒热温凉、气味精微物质、五味、归经、脏腑苦欲补泻、寒热并用等开展了广泛研究，由此反映出研究中药性能理论的重要性，形成了"中药药性核心观"的学术思想。迄今，国家科技部、国家自然基金、国家中医药管理局等仍然重视对中药药性理论的关键科学问题开展现代研究。

2. 方药配合"性效取舍"论

中医临床用药多以复方为主。中药是组成方剂的基本单位，方剂是中药的主要应用形式，要灵活运用好方剂，就必须熟悉各种中药的性味功效。药物经配伍后，其间或取其性或取其用，存在着"性效取舍"的配伍原理。

早在 20 世纪 50 年代，凌一揆先生在独撰的《方剂概说》中就系统地分析了方剂的配合原则，引用大量文献阐明方剂经过配伍组合后，药物与药物的"性－效"会发生变化。他引用丹波元坚的观点："尝原寒热并用之义，凡药寒热温凉，性也；补泻汗吐，用也；但是凉泻、但是温补，即为性用兼取矣。攻补同用而治虚实相错，寒温并用而治冷热不调，亦即为性用兼取矣。有病但冷但热，而寒温并行者，是亦取其性，一取其用，性用适和，自成一种方剂矣。大青龙汤则麻、桂得石膏之寒，专存外发之用；石膏得麻黄之发以达肌腠，故相借凉散表热，是麻、桂取用，而石膏取性也。大黄附子汤则大黄得附子、细辛，但存荡涤之用，相借以逐实寒，是附子、细辛取性，而大黄取用，如桂枝加大黄汤，其揆一也……"先生还指导研究生完成了《试论中药寒热配伍》论文，由此揭示了药物配伍的复杂关系，指出具有不同性质的药物各自发挥自身作用的同时，并用于"虚实相错""寒热不调"之证，借其对生理病理的调节机转而促使症状解除，疾病向愈；有些药又有互相拮抗的作用，可以防止药性过偏，以收万全之效。其综合表达了药物经配伍后，可能存在"性效取舍"原理，以达到全面照顾病因病机及兼证的目的。至于寒热药性相反的中药配伍，其"性效取舍"则取决于药性与功用是否同步、作用部位、配伍比例及某药性在方中所占有的地位等条件分而视之。当性效用不同步时，性效用兼取，以全面照顾病情；当性效用同步、作用部位一致，可能存在药性相互抑制，降低毒副作用而保存功用，去（舍）性存用；若某药在方中用量大，且占主导地位，可能取其性用而治之，相反药性的另一味药物则照顾兼症，合用全面照顾病情。

凌先生独撰的《必须加强中药的管理和研究》文章，1979 年发表于《医药通讯》第 6 期。文中基于当时存在中药材品种混乱，有些药物名不副实，或同名异物，作用不一；中药加工制作粗糙，原材料加工和饮片炮制混乱，或不规范；中成药质量不高，有些成药在用料、配方、工艺及清洁卫生等方面不合要求，有的药物在应用范围上夸大失实；药材长期积压，霉变生虫；加之误采误收，贮存不当，煎煮失宜，称量不准等问题和现状，提出必须加强中药的管理。针对中药的研究工作，先生倡导"以治法为依据""以各种药物特性为依据"；其研究层次"应当有分有合，既研究单味药，也研究复方，而后者目前尤应重点研究"；并总结提出"复方的研究既应包括中医理论、用药法度，也包括单味药物的研究"。这种强调"以理论为根"，重视"方药性效取舍"，主张对方剂拆方开展现代研究的总体思路，用以指导当今中药理论与应用乃至方剂学的实验研究，依然具有重要的指导意义。

3. "合理用药"认识观

凌一揆先生倡导正确研究和评价中药"十八反""十九畏"，树立安全、有效的"合理用药"意识。

历代医家非常重视对中药用药禁忌的研究，尤其重视配伍禁忌。在20世纪60年代初，我国已有不少学者采用实验手段，开展了对中药"十八反"用药禁忌的初步研究。20世纪80年代初，国家重视对中药配伍禁忌的研究，由凌一揆先生负责牵头，国家中医药管理局资助的"中药十八反研究"课题，对"十八反"等中药配伍禁忌开展较为系统的研究，并指导硕士研究生开展了"十九畏"理论研究。其以文献理论为基础，列举临床用药和实验研究实例，以事实为据，开展了深入、系统的阐述（见其后论著）。先生总结性地指出："十八反、十九畏中的某些药物是可以配伍应用的，而且疗效卓著"。又指出：兽医所作实验是有价值的，但就此否定十八反尚证据不足。动物间差异有那么大，更何况人体与动物体呢？即使是人，也还有健康与病态、耐药与不耐药等不同。仅凭动物肯定或否定一种药物有效无效、有毒无毒是不客观、不全面的。"十八反是前人用药经验总结出来的，无论是偶合还是普遍规律，都是人们的实践"。由此反映了凌先生在针对十八反研究中存在的复杂问题，尤其强调既要重视前人总结的经验认知，又不可轻易肯定或否定"十八反""十九畏"配伍禁忌理论。凌先生认为，既要有安全用药意识，树立药物警戒思想；又当从多角度客观评价和认识中药"十八反""十九畏"，重视临床安全用药和辨证合理用药。总体表达了先生"合理用药"的学术思想。

4. "性－效－用"关联的辨证用药观

凌一揆先生强调临床辨证用药，应重视药物"性－效－用"关联性，方可准确选用而显效。中药性能、中药功效及应用（主治）是中药学理论的主要组成部分。对中药性能和中药功效的认知均基于主治（适应病证），其表达内涵各有侧重，但关系密切。

凌一揆先生拥有坚实的中医药基础理论功底，并有较为丰富的临床经验。他既重视中医的"辨证施治"精髓，又强调关注中药性能、功效、应用（主治）自身的系统性，注重药物"性－效－用"间的有机联系，辨证选药，才能提高临床治疗效应。该学术观点贯穿于凌先生于 1958 年独撰的《鸦胆子的临床应用》、1959 年独撰的《苍耳的本草学研究》及 1980 年独撰的《略论中药之止痛药》等多篇学术论文之中；多篇文章在分别阐明药物功效与临床应用时，自始至终强调应与相应药物的性能特点结合，否则难以提高临床用药的准确性。

如对苍耳的本草学研究，凌一揆先生关注苍耳茎叶与苍耳子的寒热药性之别与功效的差异；鸦胆子治痢疾应用，亦专门讨论其药性寒热与病性之间的关系；关于止痛药物的应用，更强调辨证施治的重要性，除关注引起疼痛的病因、病机外，强调"一药多效"特点，应当紧密与归经结合。凌一揆先生专门列举了均能发散风寒的止痛药中，白芷善治阳明经头痛、细辛善治少阴经疼痛、藁本善治颠顶头痛等，强调要充分认识中药止痛药的多效应与止痛特点，综合评价和认知，方能准确选药，达到理想治疗目的。又如因瘀滞而导致的疼痛，当选择既有止痛功效，又可活血化瘀的活血止痛药，如川芎、延胡索、郁金等；气滞疼痛者，选择行气止痛药，如木香、香附、川楝子等；风湿热痹痛者，选择祛风湿清热止痛药，如防己、秦艽等；外感所致头身疼痛者，选择既可止痛又能解表的羌活、白芷、防风、藁本解表止痛药等。再如前述，结合归经，准确选药，提高疗效。可见，作为临床工作者，全面掌握中药理论的系统知识尤为重要，应当注意系统地把握每味中药的"性能－功效－应用"（即性－效－用）关联及特点，辨证选药，方可达到目的。

5. 中药材"采、种、制、用"四要素

基于"系统中药学"思想，凌一揆先生提出研究中药，当关注"采、种、制、用"四要素。传统本草学所研究的内容涵盖面很广，在中医药还未纳入教育体系之前，医药之间没有截然划分，古代医家几乎对药物的所有知识体系，即药物的采收、产地（种植）、炮制、贮存、制剂、功效、应用等诸多方面均有涉猎。

换言之，本草学的知识体系是当今中药学一级学科研究的基础构架。

凌一揆先生非常重视对川产道地药材的研究，20 世纪 70 年代，他倡议并组织修订《四川中药志》，独撰了《四川中药概况》文章，于 1982 年发表在《成都中医学院学报》3 期，特别建议学报设置"天府药珍"栏目，"反映四川道地药材在采、种、制，特别是临床应用经验方面的珍贵经验"，表达了先生研究中药当重视"采、种、制、用"四要素的思想，并对当今学校中药学专业人才培养目标设置所凝练的"采、制、性、效、用"奠定了良好的基础，产生了深远的影响。该思路和模式，不仅适用于川产道地药材的认知，也是用以指导认识和学习中药学专业的四大基本要素。

二、构建育人理念与教育模式

凌一揆先生在成都中医学院（现成都中医药大学）最早组建了中药教研室，率先在全国创办了中药学专业，在教书育人、专业设置及人才培养等方面形成了具有特色且在全国发挥着引领作用的理念和模式，为当今的中医药教育、人才培养提供了思路，奠定了基础。他重视强能力、重实践的"精思笃行"理念；注重"医药结合"，传统与现代技术、理论与实践结合，即"多学科融合"的综合性人才培养模式；践行"产 – 学 – 研"结合。

1. 精思笃行育人观

凌一揆先生重视教育，强调勤思考、善总结、强能力、重实践的"精思笃行"育人理念。

凌先生热爱中医药教育事业，注重教育、教学研究。他亲临教学第一线，为本科学生授课，儒雅谦和，教学深入浅出，比喻生动，逻辑性强，教学效果好，深受学生好评；常亲自带领学生去他组建的大型药材标本馆，结合药材标本进行直观教学、药材特征辨识。自 20 世纪 50 年代末至 70 年代初，他利用假期与教研室其他老师一道，带领药学系学生上峨眉山、青城山、宜宾、乐山、古蔺等地采集标本，开展实践教学。先生指出："教学的重要目的在于培养学生的思维能力和实践能力"，让学生要掌握良好的治学方法，这样才能使学生真正终身受益。先生在新中国成立初期就重视对中药学本科"能力型人才"的培养，鼓励学生开展科学研究；努力搭建中药研究室实践平台，供学生开展科研实践使用；在培养硕、博士研究生过程中，经常教导研究生要勤思考、善总结、多实践、经考验。总之，凌一揆先生拥有"精思笃行"的教育理念，同时重视教学内容、教学方法以及教材的建设，创现代《中药学》教材编写模式，为中医药教育使用素材和教学手段改革奠定了很好基础。

2. 医药结合与多学科融合理念

凌先生倡导"医药结合"、理论与实践结合、多学科融合的医教研综合思维方式。

凌一揆先生自身中医药兼修，在教学、高层次人才培养、临床实践、开发研究中药，乃至于撰写教材及发表论文之中，均充分体现了中药学与中医学紧密结合、传统认知与现代技术结合、理论研究与临床实践相结合、科学研究主张多学科融合的综合性学术思想。他在 1957 年主编的《中药学讲义》绪论中明确提出"中药研究工作必须与中医临床经验相结合"，不能"把中药和中医完全分开"，若"忽视了中医用药的方法来研究中药的重要性，忽视临床经验的重要性，其结果当然就无法全面认识中药的作用和价值"。他还强调，"必须紧紧结合临床经验，结合中药的应用方法和炮制方法"研究中药等，充分反映了先生"医药结合"的学术思想，并重视"理论与实践"相结合。

在凌先生撰著并发表的《方剂概说》《略论中药之止痛药》《解表方药研究》等学术论文中，也充分体现了"医药结合""理论与实践结合"的学术思想。他在《十八反、十九畏的文献考察（续）》文章中明确指出"十八反、十九畏的研究涉及面很宽，必须有诸如本草学、炮制学、中药化学及各临床学科的大力协作，实验研究才能深入下去"的"多学科融合"的科研思路，并针对当时中药的研究现状，指出还存在"研究的深、广度都还不足，特别是密切结合用药理论与法度的研究较少，而离开了这些，中药研究势必成为无本之木、无源之水"。他率先倡导开展中药的实验研究，须紧密结合用药理论的重要性，进一步提出："研究外因与内因、局部与整体的关系，疾病过程中正气与邪气的消长、变化等情况，确定祛邪和扶正的方法，还要特别重视促进机体功能的协调和恢复，这就不单纯是药物对病原体的直接作用所能包括得了的。"可见，凌先生特别重视医药、理论实践的有机结合，以及中医药的整体观思路，这些都充分体现了"医药结合，理论实践结合，多学科融合"的综合性学术思想。

3. 产学研结合的人才培养模式

先生重视中药学人才培养，依托附属医院与药厂，构建"产学研"结合培养模式。

凌一揆先生尤其关注中药学专业的人才培养，积极搭建实践平台，率先在全国建立标本馆、成立中药研究室，供中药学本科学生实习及研究生从事科研使用。他鼓励学生积极开展实验研究，并注重成果转化。20 世纪 60 年代初，由他指导的中药学专业本科学生到学校附属药厂实习，对研制的"痛经口服液"进行临床观察，在全国开拓了将教学与制药研究与临床紧密相结合的"产－学－研"结合育人模式；并指导本科学生开展了"当归生姜羊肉汤研究""余甘子果的研究"等基础研究，为其后的成果转化奠定了基础。从基础研究到新药开发及申请专利等多个环节，均充分体现出凌一揆先生主张的"产－学－研"结合育人理念，如今已经成为成都中医药大学中药学专业能力型人才培养的一种固定模式。

4. 倡导学术争鸣，开拓创新

凌一揆先生勤于思考，精研方药理论及原理。从多篇文章中可看出，他勇于开展学术争鸣，提出自己的独特认识，具有批判和创新精神。在《方剂概说》文章中，先生不赞同多数学者将"使"药解释为"引经"，也不赞同"引经报使"（引治病药物直接达于病所）之说，提出："自张洁古盛倡所谓'引经报使'之说，以后医家多有尊信其说者，如何柏斋《医学管见》解说'使'字的含义，说为'使'的药能引经及引治病的药物达于病所，就不免流放'引经报使'的机械论的谬说了，这在药理上是难以令人信服的。"他又指出：《黄帝内经》载"应臣之谓使"，当系指方剂中较为次要的药物，不必指"引经"而言，提出："各种药物，在治疗上皆有专长，这是对的，若必欲派定某些药专入某经，甚至能引其药到达病所，确是'附会之谈'，于理难通。有人解释桔梗在方剂中可为舟楫之剂，能载诸药上行，以达病所；牛膝性降，能引诸药下行。殊不知桔梗对气管有刺激性的祛痰作用，牛膝能促使腹腔充血，且经验上认为适于治腿膝部疾患，上行下行之义殆由此而来，引经之说，有何依据？要皆附会张洁古辈之说，实在未可为训。"关于鸦胆子的用法，先生提出用豆皮包裹服更具安全合理性等。

1978～1980 年期间，凌一揆先生指导的硕士研究生张廷模，受导师学术思想影响，勇于指出 1977 年版《中华人民共和国药典》中存在的问题和不足，如标定原则含混不清、割裂了性味与功效主治的血肉关系、缺乏对性味认识的动态变化观、沿用文献资料有误、遗漏某些中药重要功能与主治、轻率提出某些品种的功效和主治病证，表述存在中西医概念交叉等问题，撰写了学习《〈中华人民共和国药典〉（1977 年版一部）的体会》学位论文，并针对上述问题分别提出了合理化的建议。由此也充分体现了导师鼓励研究生开展学术争鸣，不断开拓创新，以促进学术发展的思想。

三、创建学科建设及科学研究新思路

凌一揆先生高屋建瓴，是中药学学科建设的奠基人，在高层次人才培养及科学研究等多方面提出了不少学术观点和综合性思路。他率先构建了中药学一级学科，形成了"系统中药学"学术思想；提倡在研究生的培养及科学研究过程中，当处理好"继承与发扬、传统与现代、分化与综合"之间的关系；崇尚科技创新，主张运用现代科学技术开展中药的实验研究，即倡导"中药现代化研究"；并注重国际学术交流，借助国外的先进技术手段，共同开展中药现代化研究，使之走向国际。

1. 系统中药学思想

凌一揆先生创立了"系统中药学"的顶层设计理念，构建了中药学一级学科基础模式。

早在 1957 年凌一揆先生主编的供成都中医进修学院自己使用的《中药学讲义》自编教材中就初步显示了"系统中药学"雏形。教材分为总论和各论，各论又分为 18 章；各类药的概述均较详细地阐述了药物的药理作用；并于每味中药项下均按药物来源、成分、药理、性味、文献摘要、临证应用、用量及讨论等 8 个方面介绍。除重点介绍每一味药物的性能和临床应用外，每味中药均设化学、药理专项，重视汲取现代科学知识，也反映出"大中药"即"系统中药学"学术思想，为其后全国统编教材的编写奠定了良好的基础。第 3 ~ 4 版统编《中药学》教材总论结构还增设了药物植物、化学专章；各药下仍设化学、药理项，更进一步地反映了先生"系统中药学"的思想。凌一揆先生可以说是我国将传统中药学发展为现代中药学的开拓者和奠基人。

在 20 世纪 50 年代末，先生带领学校医药工作者，基于传统本草学构架，组建了本草方剂教研室，创建了中药学一级学科（与中医学并列，成为中医专业学科门类的一级学科）基础；并于 1959 年在全国首创了中药学专业，将研究中药基原、鉴定、化学、药理、炮制、制剂及方药等专业统摄于其中；1988 年被批准为当时全国唯一的中药学国家级重点学科，并成为学科带头人；2002 年中药学再次被批准为国家级重点学科，在此一级学科项下涵盖了上述各专业内容，由此构成一个有机的"大中药"系统，形成了成熟的当代"系统中药学"思想。凌先生的学术思想贯穿于其主编的中药学教材、中药学一级学科和学位点建设之中，影响深远。如今"系统中药学"的综合思想得到了业界的一致认可。

2. 强调"三结合"理念

凌一揆先生构建了"继承与创新、传统认识与现代科技、分化与综合"的三结合理念。

伴随中药学的不断发展和进步，学科不断分化，二级学科逐步形成，加之有"弃医存药"等异端邪说干预，如何处理好继承和发扬、传统认识与现代科技、学科分化与综合之间关系，是凌一揆先生一直关注的问题。在学科建设、学位点设置、指导和培养高层次人才及他发表的学术文章中，充分表达了上述几方面学术思想，特别强调要注意处理好"继承与发扬（创新）、传统认识与现代科技、学科分化与综合"三者之间的关系，并引领和促进了 20 世纪中药学的科学研究和学术发展。凌一揆先生是将三者紧密结合的践行者。依据其独撰的《方剂概说》《必须加强对中药的管理和研究》《历代外来药考》等多篇论文及主编的《中药学讲义》内容，可以窥见其既注重对传统本草文献的考证，重视中医理论对临床的指导意义，又主张在前人认识的基础上应有所发扬，提出个人观点，进而创新。

先生教导研究生和青年教师运用现代科学技术手段，融合多学科知识，开展实验研究，并要求他们不能脱离中医药理论的指导，在继承传统理论的基础上，要用批判的眼光提出自己的学术观点，敢于发表个人见解，勇于创新。其学术思想开明，成为激励学生发散思维和创新意识养成的潜在动力。

3. 提倡中药现代化及成果转化

凌一揆先生是中药现代化研究的开拓者，主张借助现代科技手段研究中药基

础理论及方药的奏效原理，以阐释其科学内涵；崇尚创新，负责及主研科研课题
10 余项；并注重科技成果转化，开发新产品 10 余个，为四川的区域经济做出了
巨大贡献。先生主编的《中药学讲义》涉及了大量药理和化学知识，提出："研
究中药的目的是要使中药的疗效得到科学的理论说明，以便更好地掌握药性，保
证处方用药的准确性，并从现有的药物中发现新效用，以丰富药学内容，提高药
学水平。"先生高度强调中药现代化研究的目的，是为了提高药学水平。在 20 世
纪 60 年代初，他指导中药学专业本科生毕业实习，倡导开展临床研究和实验研
究；最早在学校建立中药研究室，组织团队开展中药现代化研究；要求博士研究
生，既要对古今文献进行梳理研究，又须结合现代实验研究手段，阐释解表方麻
黄汤、桂枝汤、银翘散、温病方清瘟败毒饮、神犀丹等的现代科学内涵。先生还
研制了小儿感冒退热口服液、痛经口服液、金朱止泻片、宁心益智口服液、三勒
浆口服液等产品。

4. 助推中医药国际合作

凌一揆先生高瞻远瞩，拥有国际化视野。他积极开展中药学国际学术交流，
鼓励和培养本校青年教师走出国门，学习国外先进技术，并教导他们一定要学成
归国，用于中医药领域的现代化研究，以报效国家。先生不仅是中药现代化走向
国际的助推者，也怀有满腔的爱国之情。基于四川省与日本广岛县所建立的友好
姊妹关系，1985 年 4 月，在樱花盛开的时节，应日本广岛县知事竹下虎之助和
日本湧永制药株式会社董事长湧永仪助邀请，先生赴日本广岛县进行了为期 3 周
的友好访问。其间，他与日本湧永制药株式会社洽谈了共同合作开发研究中药的
相关事宜。1986 年派出本校青年教师前往广岛大学和湧永制药株式会社开展了
中药的化学和药理研究。通过国际合作研究和学术交流，一方面培养了青年教师
掌握现代化技术的本领，同时也扩大了中医药在国外的影响，进而实现科技成果
转化。通过合作研究，发表了 FLAVONL GLYCOSIDES FROM THE FRUITS OF
RHAMNUS LEPTOPHYLLA 学术文章，发表于英国《植物学杂志》1988 年 12 期，
分别被 SCI、CA 收录；《中国产生薬绛梨子のフラポノイド配糖体の研究》摘要
刊于 1988 年 4 月在日本广岛召开的日本药学会第 108 次会论文集中。不仅为学
校培养了师资，也取得了一定阶段性成果。其倡导国际合作交流，实现中药现代
化的理念，在当时并不多见，是助推中医药现代化走向国际的践行者。

此外，先生还出访瑞典，与英国著名学者李约瑟、德国慕尼黑大学皮克教授、日本汉方医药权威矢数道明博士，以及法国、新加坡等国家和中国香港地区的许多学者进行了广泛的学术交流。先生曾受香港中文大学国际中药研究中心邀请，前往讲学，为新加坡中国医药学院编印首届毕业专刊时特约撰稿人。通过国际学术交流，扩大了中医药学在世界的影响。

四、临床治病重视"气血"

凌一揆先生青年时期行走乡间，悉心诊病，从事临床工作，他的临床治病特点主要概括为两个方面一个核心：即擅长对止痛中药的研究，并擅长治失眠症。这两个看似不相关的内容，总结而言均以"气血"为核心。凌先生在临床上尤其重视"气血"，提出：疼痛的关键病机是"气血失调"；治疗失眠症，应当重视"调气血，养心肝"；还倡导临床治病当关注"调气化"。

1. 疼痛关键病机系"气血失调"

疼痛的病因病机众多，凌一揆先生认为关键病机则为"气血失调"，迄今仍有指导意义。

《略论中药之止痛药》文章中论述了引起疼痛的病因、病机及中药止痛的类别，提出了引起疼痛的关键病机为"气血失调"。文章指出："疼痛的病机形成，虽可缘于多种原因，但若根据治法和临床用药规律来加以概括，则疼痛产生的机制主要与气血失调有关，不外气郁、血滞，或两者兼而有之，且互为影响。"又认为"气为血帅，故调气和血，在治法上常相辅为用，有时甚至首重调气，气行则血行，气主要是指气机，故调气的概念实际上也就是调整和改善气与血的功能状态，以确保其正常运行"。还指出："临床上对于卒痛或'久病入络'之证，除祛邪以外，还应用并发展了调气解郁、活血行滞、温经通络、舒筋缓急诸法，以宣通阻闭，从根本上消除了导致疼痛的病机"。上述学术观点，迄今仍有指导价值。

2. 治失眠重视"调气血养心肝"

凌一揆先生临床治疗失眠（神经衰弱），重视"调气血，养心肝"的原则。其以中医辨证施治思想为指导，基于"心主血，肝藏血"理论，针对肝郁不舒，气血不调所致失眠，采用安神解郁、养血柔肝法，自拟琥珀合欢白芍汤，药仅三味，屡用获效。这为当今治疗忧郁型心神不宁之失眠症，提供了治法与思路。此外，针对脑力劳动者出现的失眠症，先生认为，脑力劳动者大多久坐伤气，思虑伤脾，暗耗阴血，往往气阴不足者多见。基于此，针对气阴不足导致的健忘、多梦、头晕、身倦乏力、失眠等症，研制了能补气养阴、宁心益智的"宁心益智口服液"（人参、黄芪、龟甲、玉竹、益智仁、远志、五味子等组成），广泛用于临床。

3. 治病用药重"调气化"

辨证施治是中医理、法、方、药在临床上的具体运用。"证"是人体在致病因素作用下气化失常的综合表现。运用中药对证治疗，就在于针对气化失常的性质和环节进行调理。人体全身的气机贵在流通，"治病的根本目的是调节人体气化"。凌一揆先生于1982~1984年间指导的硕士研究生专门开展了"调气化"研究。基于临床通常表现为"气化失常"病机状态，先生指出当"审察病机，勿失气宜"，以药之所利，调其气，使其平。他主张用中药"充养化源，复旺气化；流行宣通，振奋气化；清凉潜镇，平抑气化；消除外邪，维护气化"，使气化复常。先生重视对中药调节气化作用的研究，用之指导临床，能提高中药配伍应用的准确性，充分发挥药物作用，提高临床疗效。先生也注重气、血、精、津相互转化，明确其相互转化、相互为用间的关系，针对气化失常之病机，用药兼顾，则可提高疗效。了解中药调气化的作用机制，指导配伍用药，相辅相成，或相反相成，就能发挥配伍药物的综合作用，避免不良反应。补泻配伍，主要用于气化不足及兼气化不利的虚实兼夹证；寒热配伍，主要用于气化紊乱所致寒热错杂证；升降配伍，主要用于气化失常致升降紊乱病证。如今，"调气化"在临床也具有一定的指导意义。

此外，凌一揆先生尚有不少学术观点渗透于个人和指导研究生发表的学术文章及撰写的教材专著之中。

学术传承

川派中医药名家系列丛书

凌一揆

　　凌一揆先生终生关注我国的中医药高等教育事业，为之付出了大量心血。在教学中，注重为人师表，尤其重视能力型人才的培养，并注重研究教学内容和方法，教学效果极佳。

一、人才培养理念

　　成都中医学院建校之初，作为中药学专业的创始人，凌一揆先生尤其关注中药学人才培养模式的构建，特别强调重视培养学生的思辨和实践能力。

1. 重实践强能力

　　凌一揆先生在培养人才过程中指出：教学的重要目的在于培养学生的思维能力，使学生掌握良好的治学方法，这样才能使学生真正终身受益。他非常重视对学生实践能力的培养和训练，努力搭建实践平台，率先在全国建立中药标本室和标本园，并建立了中药研究室，指导本科毕业生开展中药实验研究。

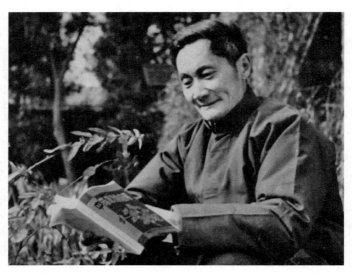

图 2　凌一揆先生研读《中药学》

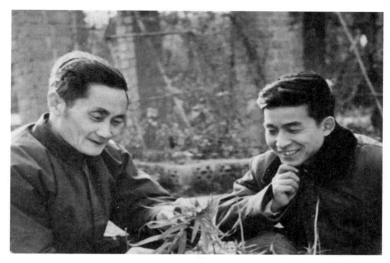

图 3　凌一揆先生（左）与林森荣研究药用植物

2. 治学严谨，学术开明

凌一揆先生又是研究生学历教育和高层次人才培养的开路先锋。作为全国首批硕士、博士研究生指导教师，他为高层次人才培养做出了显著成绩。先生于1978 年招收了我国第一批中药学硕士研究生；1981 年成都中医学院被国务院学位委员会批准为第一个中药学博士学位授权点，先生成为博士生导师，并于 1984 年招收了我国第一位中药学博士研究生。他学识渊博，学风严谨；谦逊儒雅，豁达开朗；学术开明，胸襟宽广；注重培养研究生的思维能力和创新能力，支持学生勇于创新，要有自己独立的学术见解，哪怕学术观点与己相悖，只要言之有理、持之有据，从不责难学生；尤其强调阐明药物作用原理，要科学、客观、公正地予以评价，不要掺杂过多形而上学的观点。其实事求是、科学严谨的治学态度，"海纳百川"的胸怀和开明的学术思想，激发了学生们的发散思维和创新能力。

3. 广读博览，由博返约

凌先生在指导研究生过程中，要求学生知识面广泛，一是要学好外语，要拥有国际化视野；二是要掌握现代科技手段，建立一流实验室，在中医药理论指导下研究中药；三是读文艺作品，以培养思维能力，讲究语言的规范典雅，提高表达能力。

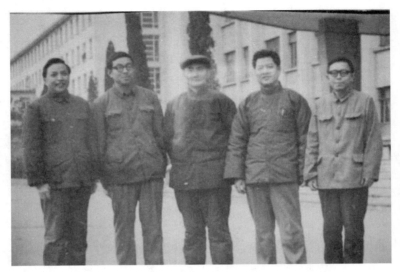

图4　凌一揆先生（中）与首批硕士研究生留影

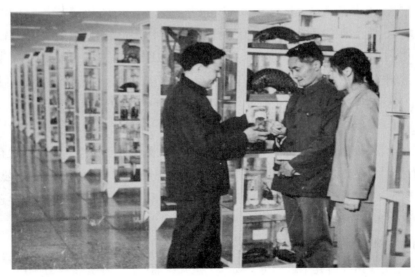

图5　凌一揆先生（中）在标本馆讲解中药特征

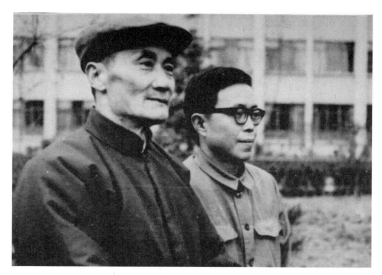

图 6　凌一揆先生（左）与硕士研究生李祖伦合影

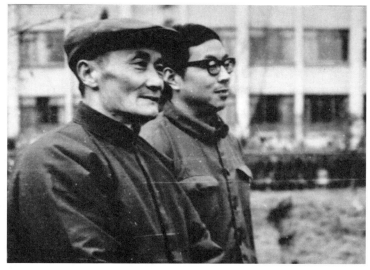

图 7　凌一揆先生（左）与硕士研究生张廷模合影

二、指导弟子

凌一揆先生是我国首批中医药硕士、博士研究生的指导老师，先后指导研究生 17 人次，其中硕士生 12 人，博士生 5 人。作为导师，他指导研究生学位论文的选题，与学生共同讨论论文的结构、论点，从不将自己的意愿强加给学生。通过透视研究生撰写的论文题目，可折射出导师的学术思想。先生指导的研究生基本信息及学位论文题目如表 2、表 3 所示。

表 2　指导硕、博士研究生基本信息

姓名	当年就读时间	学位	现工作地 / 居住地
李祖伦	1978 年 2 月 ~ 1980 年 3 月	医学硕士	成都中医药大学
李祖伦	1984 年 9 月 ~ 1987 年 7 月	医学博士	成都中医药大学
张廷模	1978 年 2 月 ~ 1980 年 3 月	医学硕士	成都中医药大学
文昌凡	1978 年 2 月 ~ 1980 年 3 月	医学硕士	成都中医药大学
庄诚	1978 年 2 月 ~ 1980 年 3 月	医学硕士	泸州医学院
王建	1982 年 2 月 ~ 1984 年 3 月	医学硕士	成都中医药大学
刘红	1982 年 2 月 ~ 1984 年 3 月	医学硕士	美国（已故）
赵可庄	1983 年 9 月 ~ 1986 年 9 月	医学硕士	美国新墨西哥州
刘雪松	1983 年 9 月 ~ 1986 年 9 月	医学硕士	澳大利亚堪培拉
琚伟	1983 年 9 月 ~ 1986 年 9 月	医学硕士	成都市 / 美国
张晓春	1983 年 9 月 ~ 1986 年 6 月	医学硕士	四川省中医药科学院
孙晓波	1885 年 9 月 ~ 1988 年 6 月	医学硕士	英国
刘渝	1986 年 9 月 ~ 1989 年 6 月	医学硕士	成都中医药大学
杜力军	1987 年 9 月 ~ 1990 年 7 月	医学博士	清华大学
谢恬	1987 年 9 月 ~ 1990 年 7 月	医学博士	杭州师范大学生物医药与健康研究中心
陈广源	1987 年 9 月 ~ 1990 年 7 月	医学博士	深圳市宝安区委
张跃飞	1990 年 9 月 ~ 1993 年 7 月	医学博士	广东三九医药学术部

　　凌一揆先生作为第一导师，指导硕士、博士研究生共 17 人次；作为第二导师，1986 年还指导四川省中医药科学院硕士研究生杨光撰写《"五味"初探》学位论文。

表 3　凌一揆先生指导硕、博士研究生毕业论文题目

研究生	学位	论文题目
李祖伦	硕士	本草学对"气·味"——药中精微物质认识之初探
李祖伦	博士	辛凉解表法研究
张廷模	硕士	学习《中华人民共和国药典》（1977 年版一部）的体会
文昌凡	硕士	试论中药配伍
庄诚	硕士	外来药历史考查
王建	硕士	试论中药的寒热配伍
刘红	硕士	论中药调节气化作用
赵可庄	硕士	试论中药药性寒热温凉
刘雪松	硕士	论"十九畏"
琚伟	硕士	对中药双向调节作用的探讨
张晓春	硕士	中药反佐配伍初探
刘渝	硕士	五脏苦欲补泻浅论
孙晓波	硕士	试论归经
杜力军	博士	银翘散解热机理的研究
谢恬	博士	论清瘟败毒饮——理论、临床应用及相关实验研究
陈广源	博士	论复脉系列诸方——从微量元素及相关现代研究角度对其机理之探讨
张跃飞	博士	神犀丹解毒凉血机理研究

　　从表中论文题目可见，大多数研究生的学位论文主要集中在对中药基础理论的研究。其中主要集中于对中药药性理论的研究，具体涉及四气（寒热）、五味、归经、补泻、气味理论；还有中药配伍、反佐配伍及配伍禁忌理论"十九畏"研究；解表方药辛凉解表法的研究、银翘散解热研究；清瘟败毒饮、神犀丹的解毒机制研究等主要模块。中药性能（药性）理论、配伍理论、配伍禁忌、解表方药

及治温病方药的理论与实验研究，均是导师凌一揆先生的主要研究领域和关注的科学问题。至于对药典学习后的体会、中药调气机、双向调节作用、微量元素、外来药研究等论文，也均是各位学生在导师指导下，并受其学术思想影响，确定题目并与指导小组老师沟通后进而开展研究的。

三、代表传承弟子

凌一揆先生甘为人梯，为我国中药学学位点的创建和高层次人才培养做出了巨大贡献。在先生的指导和关怀下，多名弟子继承和发扬导师学术思想，有的已成长为行业中的领军人物，在学术界也产生了较大影响，正所谓"师高弟子强"。代表弟子主要有李祖伦、张廷模、杜力军、谢恬等。

1. 李祖伦

（1）基本信息

李祖伦（1943—），成都中医药大学教授，博士，博士研究生导师。1978～1980年在成都中医学院攻读中药学硕士研究生，1984～1987年在成都中医学院攻读中药学博士研究生，均师从凌一揆先生，成为新中国培养出的第一位中药学博士。

李祖伦教授在导师的关怀和培养下，不断成长。先后担任成都中医药大学药学院中心实验室主任，药学院代院长、院长。国务院学位委员会中医学、中药学学科评议组成员，国家人事部博士后管委会专家组成员；全国中医药研究生教育指导委员会委员，全国高等中药教育研究会名誉理事长；四川省中医药学会常务理事，四川省药学会副理事长。1991年被教育部、国务院学位委员会评为"做出突出贡献的中国博士学位获得者"，1993年起享受国务院政府特殊津贴。2003年被评为四川省第四批学术技术带头人，第四批全国老中医药专家学术经验继承指导老师；国家级重点学科中药学学术带头人之一，国家中医药管理局重点学科临床中药学的学科带头人，为国家局级重点学科临床中药学的建设做了大量工作（已通过国家验收）。

（2）传承学术思想

李祖伦教授跟随凌一揆先生多年，继承和发扬导师的学术思想，在汲取导师学术思想精髓的同时，有所创新和发展。

①促进二级学科分化与系统中药学思想形成：协助导师在国内率先提出了构建"系统中药学"的学科建设模式，并促进了二级学科分化和构建，于 2002 年成为国家中医药管理局重点学科临床中药学（二级学科）的学科带头人。

②坚持中药药性理论研究：学习和继承导师"中药药性理论核心观"的认识方法和认知模式，早期开展了本草学对"气·味"——药中精微物质认识的研究；2006 年负责国家科技部重点基础研究项目"973 计划"中药药性理论继承与创新研究中"中药寒热属性的内在规律研究"子课题，较为系统地探讨了中药四性、五味理论及"气味"的关系研究，发表多篇学术文章。

③构建高层次人才培养模式：继承导师重视教育、注重"产－学－研"结合的教育理念，开展中医药教育和高层次人才培养研究，在此方面开展了大量工作；主持国家中医药管理局"中药学研究生学位课程与培养模式改革研究""高等中医药本科教育中药学专业设置标准"两项教改课题，发表多篇学术文章；2008年参与的"中药创新人才培养理念、模式、体系的构建与中药理科基地建设的实践"项目获四川省教学成果一等奖。

④重视教材建设：继承导师思想，重视教材建设，编写并出版教材及专著 3部，作为副主编承担的全国高等中医药院校 21 世纪课程教材《中药学》于 2005年获全国高等医药院校优秀教材二等奖。

⑤重视中药现代化研究：主研国家科技部"九五"攻关重点项目"解表方药研究"，开展了麻黄汤、桂枝汤、银翘散等发汗、解热的研究；主持科技部"863"川产道地药材"川芎、川牛膝"等子课题的系统研究，开展了川产白芷的研究，并继承了导师"采、种、制、用"的学术思想，对多味川产药材开展了较为系统的研究。其中主研的"解表方药研究"获四川省科技进步二等奖，"九种川产道地药材系统研究"获国家中医药管理局科技进步三等奖；主持的"川牛膝研究"获四川省科技进步三等奖；负责的四川省科委扶贫项目"四川朱砂莲研究"，获四川省中医药管理局科技进步三等奖。

此外，李祖伦教授主持四川省科技厅等各级科研课题多项，作为主研参与课题获四川省科技进步三等奖 2 项，成都市科技进步二等奖 1 项；2012 年获国家发明专利 1 项；多次主持与参加国际、国内学术交流会议，作专题发言；先后在国内外学术刊物和国际学术会议上公开发表学术论文 60 余篇；在国内中药学学术界也有较高威望，影响较大，做出了大量成绩。在学术上，他倡导学科分化须防学科的割裂，强调必须处理好继承与扬弃、传统认识和现代科学、学科分化与综合三大关系，提倡建立当代的"系统中药学"，为中药学科的发展提供了重要的指导思想。

2. 张廷模

（1）基本信息

张廷模（1944—），成都中医药大学教授，硕士，博士生导师。1978 ~ 1980年在成都中医学院攻读中药学硕士研究生，师从凌一揆先生。

张廷模教授在导师的关怀和指导下，学术成长迅速。如今已是享受政府特殊津贴专家、国家中医药重点学科建设专家委员会委员、国家中医药管理局临床中药学重点学科学术带头人、国家新药评审专家、国家中药学精品课程负责人、四川省优秀中药学教学团队负责人、四川省首届高校教学名师、国家级重点学科（中药学）学术带头人之一、第五批全国老中医药专家学术经验继承指导老师，全国首届中医药教学名师。

（2）学术思想传承

张廷模教授跟随导师长期从事中药基本理论与临床应用研究，继承导师的"医药结合"、传统理论与现代技术结合的学术思想，重视对中药基础理论多个领域的研究，并有所发挥。

①继承和发扬中药功效理论研究：强调功效理论，提出中药功效理论是学习、研究、应用和发展中药学的核心，也是中药基本理论的核心内容，是联系中医理法方药的纽带，发展了中药基本理论；并出版《中药功效学》专著，其中有很多创新学术观点。

②重视中药药性关键问题研究：长期以来不断总结中药性能的内容，有多个创新性学术观点。指出中药的性能不仅有四气、五味、归经、升降浮沉及毒性，继承导师"补泻"列入性能的学术思想外，还将润燥、走守、猛缓、动静、刚柔等纳入药性理论，有所发挥；较全面地总结了润燥特性，以有利于润燥性质不同的药物在临床的应用；对比了"三气说"与"四气说"的利弊，肯定三气说；指出了"一物二气"广泛存在的现象及应正确对待的辩证方法；纠正了"沉是泄利"

的不正确认识；阐明了药物归经与引经、引经药区别及其发展演变，提出了中药归经的表述与临床辨证定位体系的关系，很多观点具有新意且有发挥；作为主要研究人员，参加了国家科技部重点基础研究项目"973 计划"中药药性关键问题课题的研究，指导课题理论研究；构建了中药基本理论体系框架，首次将毒性单列于性能以外，以强调临床用药的安全性。

③传承导师重视教育、注重教材建设和育人理念：主编教材及专著 37 部，承担国家中医药管理局科技教育司委托 21 世纪中医药网络教育中心于 2003 年 9 月在北京举办的"《中药学》课程示范教学师资培训班"的主讲，为中医药院校中药教师教学水平的提高做出了重要贡献，其全程讲授的中医药基础课程示范教学项目《中药学》光盘，在全国范围内广泛使用；主编的网络课程——《中药学》（含中药标本馆），2004 被教育部评为优秀课件；副主编的全国中医药行业高等教育"十五"规划教材《中药学》2004 年获北京市高等教育精品教材；于 2010 年获四川省首届高校教学名师；主编的《中药学》教材先后获四川省教育厅优秀教学成果二等奖、成都中医药大学优秀教学成果一等奖；2012 年成为第五批全国老中医药专家学术指导老师，成绩显著。

④注重"中药现代化"和川产道地药材的研究：作为负责人或主研人员，先后承担了国家科技部、发改委、教育部及四川省科技厅等科研课题 30 项，发表论文 100 余篇，申请专利 10 余项；重视高层次人才培养，先后培养硕、博士研究生 40 余人。

曾为四川省人大代表、四川省人民检察院特约检察员、成都市人民政府参事，积极参政议政，多次受到省、市统战部等部门表彰。

（3）对导师的回忆

1978 年，张廷模教授有幸成为凌一揆先生的首届研究生，毕业后留在导师身边工作，处处感受到中医药界的大师风范，从他的渊博学识、民主学风、虚怀若谷和平易近人品德中，均有点滴收获，终身受益。凌一揆先生对古今文献娴熟于胸，信手拈来。一次张廷模教授提出仲景用枳实诸方，皆以枚计，疑其与今之枳实同名异物，导师马上告知沈括《梦溪笔谈》早有考证，后经求证，果然如此，学生敬佩之意油然而生。论方辨药，其精辟的独到见解难以枚举。如偶然论及小青龙汤之用五味子，凌先生说，习称该药是防全方辛散太过，不能自圆其说；中医用药治病，以平为期，太过就是用药有问题。原方假如减少该方辛散药的味数或用量，使其不要太过，方中的五味子也是不可缺少的。1985 年，凌先生主编的第 5 版《中药学》教材出版，在总论"性能"一章中，将"川芎上行头目，下行血海"作为药物升降浮沉的例证。学生学习后，觉得川芎上行头目后祛风止痛，表现为升浮，其下行血海活血疏肝，其性仍是升浮，应该是药物归经的例证。凌先生听后，十分高兴，鼓励并指导学生写成文章，稿成后还亲自写信向杂志社推荐发表，这种学风和胸怀，令人至今难忘，尽量仿效而难为之。

3. 杜力军

（1）基本信息

杜力军（1956—   ），清华大学生命科学学院，教授，博士生导师。1987 ~
1990 年师从凌一揆先生，攻读博士学位。

杜力军教授在导师的影响和指导下，学术成长迅速。任国家新药审评委员，国家中药品种保护专家委员会委员，成都中医药大学兼职教授，中国医学科学院药用植物研究所名誉教授。中国药理学会会员，北京市药理学会荣誉理事，中国药理学会抗衰老与痴呆专业委员会委员，中国药理学会补益药专业委员会委员。《中国药学杂志》（英文版）编委，《中国天然药物》（英文）杂志编委，《药物分析杂志》编委，《中国中药杂志》常委编委，《神经药理学报》编委，《中国实验动物学报》编委，《中国比较医学杂志》编委，《世界科学技术 – 中医药现代化杂志》编委，《中国实验方剂学杂志》编委，《中国现代中药杂志》编委。

（2）传承学术思想

杜力军教授跟随导师参与"解表方药的研究"课题，完成银翘散的解热机理研究论文。

①继承"传统理论与现代技术结合"思想：坚持走"中药现代化研究"道路的学术理念，采用现代手段研究中药的细胞分子生物学机制；以小分子药物为主要研究对象，探讨小分子与生物大分子作用的初始靶点、药物作用的非特异与特异性及其规律；从生物学角度认识和阐明小分子作用的生理与病理生理状态下的差异性，为科学阐明药物的认知和研究提供相应的理论和基础开展了大量工作。

②继承"崇尚创新"学术思想：利用生物学的思想和技术，研究中药小分子作用靶点及其规律；并初步开展中药的药性理论等基础研究；先后承担国家自然

科学基金、国家科技重大专项、国家科技攻关等课题十余项。

③注重"产－学－研"结合及成果转化：与中国医学科学院中国协和医科大学药用植物研究所和实验动物研究所、上海中医药大学药学院、中国中医研究院中药研究所、北京大学天然与仿生药物国家重点实验室、复旦大学药学院、中国药科大学、沈阳药科大学、成都中医药大学药学院、黑龙江中医药大学等单位有密切的合作关系；发表学术论文约 260 余篇，其中国外 SCI 发表近 100 篇；获得国家发明专利授权 11 项；获得中药二类新药证书 2 项，中药二类新药临床批件 4 项；主编、副主编专著各 1 部。

④关注高层次人才培养：受导师潜心专研、求真务实精神的影响，指导博士生 17 名（已毕业），在读博士生 6 名。硕士生 19 名（已毕业），博士后 9 名。其中多数博士生均在国外继续博士后研究，有些已经回国并在国内各高校任职教授、副教授，并在学术界崭露头角。

4. 谢恬

（1）基本信息

谢恬（1961—　），1987 ~ 1990 年师承凌一揆先生，攻读博士学位。现为杭州师范大学 / 南京中医药大学教授、博士研究生导师，享受国务院特殊津贴专家。浙江省有突出贡献中青年专家，浙江省"151"人才导师，杭州市"131"人才第一层次优秀人才，杭州市先进科技工作者，大连市政府特聘优秀专家，浙江省政协委员，杭州市人大代表。中国抗癌协会常务理事，中华中医药学会肿瘤分会副主任、中成药分会副主任，中国医师协会中西医结合肿瘤专家委员会副主任，《中国中医药年鉴》特邀副主任编委，《中国实验方剂学杂志》副主编，《世界中西医结合杂志》副主编，《肝癌》杂志副主编，《中国中西医结合杂志》《中国肿瘤临床》等杂志编委。

（2）传承学术思想

谢恬教授跟随凌先生开展了温病有效方药"清瘟败毒饮"的理论、临床及实验研究。

①继承"医药结合"学术思想：坚持走"中药现代化研究"道路，学习导师，注重成果转化，重点研究从无毒中药筛选分离抗癌活性成分榄香烯（Elemene，$C_{15}H_{24}$，分子量 204.35）。

②继承"崇尚创新"学术思想：提出"消癥散结扶正"和"辨病施治"治疗恶性肿瘤新思路并开展临床研究和新药研发；主持完成的课题"基于消癥化瘀扶正法研发系列抗肿瘤植物药及产业化技术"2009年获中国中西医结合学会科学技术一等奖；率先采用脂质体靶向制剂技术、分子蒸馏与填料分离集成技术应用于中药天然药物新药研发和产业化，将发现的活性抗癌成分榄香烯研发出3个具有自主知识产权的新型高效低毒抗癌新药；研究成果"榄香烯脂质体系列靶向抗癌天然药物"2012年荣获国家科技进步二等奖。

③继承"产－学－研"一体化的模式：30多年来致力于中西医结合转化医学、肿瘤学、中药学、新型药物制剂、制药工程、绿色化学等领域研究、教学和产业化工作，在新药研发及产业化、中西医结合诊治恶性肿瘤、慢性肾功能衰竭、冠心病等科技成果转化方面取得了良好的业绩；主持完成"金港榄香烯系列抗肿瘤植物药研究及其应用"，2008年获教育部科技进步一等奖；主持完成国家高技术产业化示范工程项目"榄香烯系列抗肿瘤植物药高技术产业化示范工程"和"濒危珍稀药材铁皮石斛人工繁育及铁皮枫斗系列中药制剂高技术产业化示范工程"；主持完成省市重点项目"他汀类系列原料药的绿色合成技术和示范""基于酶库构建的若干重磅药物中间体酶法绿色化学工艺的创新和示范"等多项课题；主持完成国家自然科学基金"超低温微波辅助抗癌天然产物榄香烯的寡肽修饰研究"等课题。

④继承导师对"方剂配伍理论"研究的学术思想，提出"分子配伍理论和技术"指导新药研发，获国内外发明专利20多项；在核心期刊发表论文几十篇，其中SCI论文20余篇；出版《现代临床中药学》《魏长春临证经验集》《灵芝》《肿瘤科中西药物手册》等专著7部；培养研究生20多位。

川派中医药名家系列丛书

学术论著研究

凌一揆

凌一揆先生注重学术研究，在繁忙的工作之余，亲笔撰写学术论文。据统计，先生先后公开发表学术论文近 30 篇，其中第一作者 10 余篇；指导研究生撰写学位论文 17 篇。主编成都中医进修学校《中药学讲义》（自编教材）、第 1～5版《中药学》统编教材；主编《中国食疗名方 300 首》；作为总副主编负责组织《中华本草》本草发展史的编写工作；还负责组织本校本草方剂教研室成员编写以成都中医学院为主编，四川人民出版社出版的《中药方剂临床手册》等专著。凌先生的主要学术思想精髓，更系统地反映于该部分内容之中。

一、论文

凌一揆先生目光敏锐，博学多才，拥有开明的学术态度、海纳百川的胸怀。他精通本草，勤于思考，围绕本草文献和实验研究，开展了中药药性理论、方药配伍理论、中药安全用药理论、中药现代化等研究，涉及领域广泛，尤其重视对四川道地药材的研究和开发利用，亲笔撰写文章，并通过指导硕、博士研究生探讨学术问题。先生崇尚科学和创新，是医药结合、理论实践结合、传统与现代结合、多学科融合的开拓者、践行者。

1. 中药药性理论研究

中药药性理论（性能）是中药基础理论的核心部分，是指导临床安全、有效合理用药的重要依据。传统意义上的中药性能主要包括四气（寒热温凉）、五味、归经、升降浮沉、毒性等方面。凌一揆先生非常重视对该领域的研究，在 1957年主编的《中药学讲义》教材中，将性能不含毒性的中药纳入补泻；之后负责及主编的第 2 版、第 5 版全国统编中药学教材中增入了"有毒无毒"，相关学术思想见其后论著之中。20 世纪 70 年代末至 80 年代期间，凌先生培养的多名硕士研究生均以中药性能为核心开展气味、四气、五味、归经、升降浮沉、五脏苦欲补泻等理论文献研究，先生的学术思想充分体现在这些学位论文中。

（1）本草学"气味"精微物质的研究

凌一揆先生是首批硕士研究生导师，1978～1980年他指导的硕士研究生李祖伦开展了中药气味的研究，撰写了《本草学对"气·味"——药中精微物质认识之初探》（1980年成都中医学院硕士研究生毕业论文）。论文采用文献梳理手段，对中医药古籍中涉及"气味"理论相关内容进行了较为全面的研究。全文从认识药中精微物质的思想基础，用"气味"代称药中精微物质，药中精微物质的分类、性质和作用，药中精微物质必须经过机体起作用，影响药中精微物质的重要因素五大方面进行了论述，其中很多认知从不同程度反映了导师的思想。

①药物由精微物质构成并表达多种属性：该论文首先引《素问·五常政大论》"气始而生化，气散而有形，气布而蕃育，气终而象变，其致一也"作为理论依据，意在表达药物是由精微物质构成，药物以精微物质为核心反映其种种属性。引用前人对形色气味香臭及与五行相关性予以论述，用以阐释精微物质既有物质属性，又有功能属性。

②气味指药食自然属性与功能属性的"精微物质"：该论文以气味在人体内的运动变化，说明药物产生作用的原理。药物、食物有"臊、焦、香、腥、腐"五气（五臭），又有"辛、甘、酸、苦、咸"五味（尚含涩、淡等味）。五味通过口尝味觉而感知，气臭通过鼻嗅而感知，这种"气味"表达的是药食拥有自然属性的精微物质。当药物拥有的自然属性"气味"作用于人体以后，产生某些作用，才与功能联系。药物或食物的"气味"在机体内运动变化，产生的另一些精微物质，非一般概念的物质，而"特指药食中能引起生理或药理效应的一系列物质"。后者即指功能属性的"气味"。

③气味是药中精微物质的代称：该论文进一步阐述了气味分类包含笼统的"气味"并举，以阴阳学说为背景，另一种是五味并列，较为具体，以五行学说为依据。以气味厚薄论阴阳属性而定性质，基于药物"入口则知味，入腹则知性"以反映五味指精微物质。归纳五味基本作用为辛散、润，酸收，甘缓，苦燥、泄、坚，咸软，并指出五味与五脏的关系。文中指出："本草中五味不仅表示滋味，而且也表示与之相应的几种精微物质。"

④药中精微物质必须通过机体发挥作用：药物所含的精微物质是防病治病的前提条件，但必须经过口服吸收，与机体相互作用，通过复杂的体内过程，才能

产生种种效果。该论文引《伤寒明理论》:"药之所以胜邪者,必待胃气施布,药力始能温汗吐下之,以逐其邪气。邪气胜胃气绝者,汤药纵下,胃气不能施布,虽神丹其能为效乎?"文中强调:"药物治病有赖于机体正气施布和驾驭药力。"论文还指出:药物是外因,需通过内因——机体发挥作用。

⑤采制配用影响药物精微物质:论文按照采收和贮存、炮制和制剂、配伍、煎煮和服法等因素,引经据典说明这些因素会对药物"气味"产生影响,使精微物质变化,从而产生效应差异。

采收与贮存:中药材的质量优劣与其产地、采收时节、贮存方法有着密切关系。《本草蒙筌》:"凡诸草木昆虫,各有相宜产地,气味功力,各异寻常。"中药的生长时节不同,其"精气"药效不同,地理环境也对药材内在质量产生影响。前人依据药物特性,为防止药材霉变、虫蛀,采用不同贮存方法。论文指出可"分两不致耗轻,抑气味尽得完具",以保存药材内在质量。

中药炮制与制剂:《本草蒙筌》言:"凡药制造,贵在适中,不及则功效难求,太过则气味反失。"该论文结合现代研究对乌头炮制后毒性成分的变化,说明药物中的精微物质是可知、可控的。用不同溶剂提取制剂,对精微物质影响显著。论文引《白猿经》记载前人用新鲜乌头榨汁反复制取乌头碱结晶,即"射罔",表明制取方法不同所产生的精微物质不同。又引丹波元坚区别中药常用剂型汤、散、丸特征时所言,"汤之为物,主取精液,药之性味混然融出,气势完壮,其力最峻";"散之为物,其体也散……少痞滞之能,而性味易竭,是以力颇劣于汤,然比丸为捷";"丸之为物,其体也结,势不达外,而以渐溶化,故其力最缓"。通过不同制剂形式,以调控精微物质。

中药配伍:中医临床用药通常以复方形式,药物配合后,发生种种变化,前人将其概括为"七情"配伍关系,可增效减毒,也可减效和增毒。《神农本草经》载"相须相使者良","勿用相恶相反者",即说明了配伍对药物作用的影响。清代医家徐灵胎指出:"方之既成,能使药各全其性,亦能使药各失其性。"提示中医重视组方气味配合及复方对药物"性效"产生的影响。

煎煮与服法:该论文认为,药物的煎煮方法及服药时间,对其所拥有的精微物质产生很大影响。机体所处的状态不同,也对精微物质敏感度不同。如有毒药乌头、附子通过久煎,可减低其毒性;而芳香性药物则不宜久煎,如缪希雍在

《炮炙大法》中指出："凡用砂仁、豆蔻、丁香之类，皆须打碎，迟后入药，煎数沸即起。不尔，久久煎之，其香气消散也，是以效少。"

由此可见，该论文认为，应该重视以上各个环节对药材精微物质产生的影响，以确保临床用药的有效性和安全性。

⑥总结凝练学术观点与展望：论文最后总结性地表达了撰写论文的目的意义、学术观点及未来研究的方向。

药中精微物质可知可控：精微物质是药物防病治病的物质基础，是我国祖先长期生活和医疗实践的认识结果，应尽可能地采用各种有效措施使之发挥防治疾病的作用。

中药精微物质整体观：中医将药物视为一个整体，注重总体成分，而有别于只注重从药物寻找单一成分的研究思路，可见，其更符合中医临床的用药实际。

基于临床用药的文献研究：李祖伦教授集成导师学术思想，认为现代研究单一成分具有局限性。论文指出，对中药药效的认知是几千年来人类通过药物与机体之间的交互作用而总结出的宝贵经验，通过复杂的体内过程产生出的效果，"实际上是一种规模宏大的活体实验"，即以人体为研究对象，在自然条件下观察药物对活体产生的效果。这种历史上人类为之付出代价所获得的认识，包含着极其重要的内容，应当高度重视。另外，中药进行动物整体、器官、试管内的实验研究，固然是一种研究中药的重要方法之一，但存在一定的局限性。论文强调针对临床用药文献数据挖掘的重要性，也为研究中药提供了方法与思路。当今很多学者也赞同这种研究思路。

中药的精微物质融于中医理论：中药精微物质是中医理法方药的重要组成部分，可有效指导临床用药实践。用现代科学方法研究中药固然重要，但认识这些理论和精髓，了解和熟悉传统对中药精微物质的认知路径，对指导科学研究具有积极意义。

中医对"精微物质"的认知方式：中医学对精微物质的认识具有宏观和直观特点。由于历史原因和研究手段的限制，只能笼统、粗略地加以说明，而未能进入微观领域进行深入、仔细研究，往往通过对中药气臭滋味的感知、药物的作用来推测精微物质。古人认为滋味、作用、精微物质之间是相互联系的。

滋味与药物作用并非完全一致：现代研究认为，药物中的呈味成分是引起味觉的物质基础,但呈味成分与有效成分不完全吻合。因此,"药物的滋味与药物作用并不具有必然的联系"。由于历史条件的限制,不可能对精微物质进行仔细检测,只能笼统用"气味"认知。这也是历代本草文献记载的某些药物的实际滋味与药物的作用不具有严密对应关系的原因所在。对药物的五味标定,或依据滋味,或依据作用,也反映出前人认识的局限性。

主张借助现代技术深入挖掘阐释中医药科学内涵:论文指出,为了继承和发扬先辈们留下的宝贵经验和真知灼见,主张利用现代自然学科的知识和技术,促进中医药不断发展,将中医、中药提高到一个新的阶段。

该论文受导师凌一揆先生学术思想的影响,在引用文献及学术观点的阐释方面,重视对中药气味精微物质与中药药性理论的研究。

（2）中药四性（寒、热、温、凉）的研究

1985～1986年,硕士研究生赵可庄在凌一揆先生的指导下,关注中药四性的研究,撰写了《试论中药药性寒热温凉》（1986年成都中医学院研究生毕业论文）。基于传统对中药四性概念笼统、标定不一、认知依据欠明确等历史现状,从寒热温凉药性的基本认识、寒热药物作用机理、寒热药物的某些临床作用特点三大方面进行了较为系统的研究。

论文首先对寒热药性的认知背景进行了梳理,引宋代医家寇宗奭撰著的《本草衍义》的记载:药物"入腹则知其性",认为古人对药物寒热温凉的认知,是依据药物作用于机体后产生的反映及临床过程所观察的结果总结形成。临床观察过程中,发现不同药物作用于机体后,会产生具有相同性质的寒或热效应。

①药物直接对机体产生的寒热效应:该论文认为,很多药物会对机体直接产生寒或热的效应,影响机体的正常功能或造成病理损害,产生一系列的生理反应或临床病理表现。如口含薄荷、肤涂冰片对黏膜和皮肤产生的凉爽感;生姜、胡椒、肉桂服后全身的温暖感;巴豆导致皮肤黏膜红肿灼热,甚至溃烂等现象。寒热效应也包括药物对寒热病态机体所产生的寒热治疗效应,即大多数药物针对临床上的寒热病证进行治疗所产生的效应,进而总结为药物的寒热药性。简而言之,药性寒凉和温热概括了药物所产生的两类不同性质的临床效应。

医家标定单味药物寒热依据:其一是直接感知效应。如前述,直接接触药物所产生一系列的生理或病理表现;其二是多数药物的寒热温凉药性主要依据吸收后对寒热病证的改善，亦即依据药物对机体寒热病理状态的治疗作用而概括；其三是依据药物吸收后所产生类似寒热病证的病理表现或加重寒热症状加以概括，如乌头、蟾酥、巴豆等产生温热毒副效应，如全身发热、心动悸、脉数，局部皮肤黏膜发红、灼热等。

论文指出：针对有的单味药物，对其寒热药性的认识存在标定混乱现象，导致此种现象的原因是药物作用的多样性，以及不同条件下所治寒热病证不同。如丹参、郁金、益母草、虎杖等，均能活血化瘀，其中丹参、郁金、虎杖又能清热凉血，可改善热性病理状态，认为应统一标定为寒凉为妥；而针对枳实、斑蝥之药性，综合评价其临床效应和毒副作用，认为似以热性为偏长。故该论文主张以药性偏长定寒热。

②寒热药物作用的基本机理：药物经吸收后，对病证的改善或对机体产生的寒热效应，其作用机理可总结为以下几点。

针对病性消除某些典型寒热症状：如柴胡、黄芩、黄连、石膏、知母、大青叶、牛黄、地龙、连翘、金银花、羚羊角等具有良好的解热作用，治疗发热；部分药物还可间接改善因热所致烦躁、口渴、谵语等症状。生姜、川椒、胡椒、吴茱萸、附子、干姜、肉桂等，能消除寒性病证中的畏寒、肢冷或寒性疼痛。借助现代药理实验研究结果说明吴茱萸有升高体温，附子、干姜有抗寒冷，肉桂、附子能促进末梢循环而使肢体变暖等作用。

祛除寒热病邪：列举金银花、黄连、贯众、板蓝根等清热解毒药，用于感受温热病邪所致热证；麻黄、桂枝、羌活、细辛、香薷长于祛除在表之风寒邪气，主治风寒感冒，而性温。寒热药物针对寒热致病因子而发挥祛邪作用。

调整脏腑和阴阳以消除寒热：阴阳失调是导致寒热病理状态的主要病机。基于《黄帝内经》"阴胜则寒，阳胜则热""阳虚生外寒，阴虚生内热"理论，不论整体或脏腑阴阳偏盛偏衰，都可出现相应的寒热病理偏向。又引杨仁斋《直指方》记载："某药性寒，某药性热，温以调阳，寒以调阴，盖使阴阳调而得其正。"寒凉药能扶阴抑阳以制热，"壮水之主，以制阳光"；温热药能扶阳抑阴以除寒，"益火之源，以消阴翳"。

寒热作用机理的现代认识：论文引用实验研究，从寒热药物对机体能量代谢、对神经体液调节的影响，以及细胞钠泵活性高低与寒热的关系进行了阐述，初步揭示了寒热药能影响机体的能量代谢，与调节神经体液等作用有关。举实验研究发现，鹿茸、附子、肉桂、吴茱萸、干姜、淫羊藿、川椒、小茴香等能明显增加机体的多种机能活动，如强心、兴奋子宫、兴奋胃肠平滑肌、兴奋中枢等。由于机体功能增强，物质代谢加速，以至于产热增加。

又举许多寒凉药能通过影响机体产热和散热过程的某个环节，从而降低机体能量代谢。如用于治疗甲亢的寒凉药夏枯草、玄参、知母、生地黄、浙贝母等，能降低甲亢患者的基础代谢率；黄芩、牛黄、金银花、黄连、柴胡等寒凉药，因其能直接抗菌、抗毒素、抗组织胺等致热物质，减少致热源产生，因而使病态机体产热减少。基于交感神经递质、相关生物活性物质及细胞水平，阐述了寒热药的作用机制。

③寒热药物的临床作用特点：该论文基于"寒者热之，热者寒之""疗寒以热药，疗热以寒药"原则，提出以下临床作用特点。

寒热药物对寒热病证具有选择性：如大黄性寒泻下通便，宜于热结便秘；巴豆性热，泻下通便宜于冷积便秘；止咳平喘药中桑白皮、竹沥、马兜铃性偏寒，能清热化痰，对热证具有选择性，治疗热痰所致喘咳；而半夏、白芥子、天南星性温，治疗寒痰、湿痰之证。临床用药应当依据"药与证对"原则选择符合病性的药物治疗。有时药物的寒性或热性不为病情所需，则需适当反佐配伍，制约药物的热性或寒性。

同一药性作用机制和作用部位不同：徐灵胎认为，"同一热药，附子之热与干姜之热迥然不同，同一寒药，石膏之寒与黄连之寒迥然不同"，而"药之寒热，有归气分者，有归血分者"。丹波元坚强调不同药物"所主其位不同"。论文指出：同属温热药，细辛入肺而发散风寒、温肺化饮；小茴香入肝肾而温下焦之寒；高良姜入脾胃而温中焦之寒。同属寒药，栀子清心，龙胆清肝，桑白皮清肺；石膏、竹叶清气分热；生地黄、玄参清血分热。临床应当根据病机、部位选药，即将四性与归经紧密结合。

临床治疗中防止寒热药物的副作用：临床观察发现，某些寒热药物在一定条件下能表现出寒性或热性毒副作用。常见于寒热之性较强的药物，如寒性药石膏、大黄、黄连，温性药麻黄、附子、吴茱萸等。《本草衍义》指出"大黄，有寒毒"，传统认为乌头、巴豆有"热毒"，说明寒热药性偏颇较甚，易于产生寒性或热性毒副作用。其临床特征为：机体呈现临床用药前未曾出现过的各种寒热症状，或原有的寒热症状用药后迅速加重。如《本经逢原》说："服吴茱萸，有冲膈冲眼、脱发咽痛、动火发疮之害。"温热药物产生的毒副作用往往较快而明显，恢复较快；寒凉药物产生的副作用往往较慢，恢复也慢。正如徐灵胎所言："凡有毒之药……寒性缓和，热性峻速。"寒性或热性药物的毒副作用能被某些特定的热性或寒性药物解除，如绿豆解巴豆毒、寒性苦参解乌头热毒等。

临床用药为避免寒热毒副作用发生，需遵循两条基本原则：一是详审病情，正确辨证，选择最能适合病情的药物；二是中病即止，"适事为故"，用药不可过于骤。如杨仁斋所言："退热用寒凉药，不可十分尽，或余热些少未去，不足关心，自然无事，否则热去寒起，古人戒之。"此外，还可通过某些特定的寒热配伍防止药物的毒副作用，或利用某些特定的药物解除寒热药的毒性。

论文总结性地指出：药性寒凉和温热概括了药物所产生的两类不同性质的临床效应；单味药物的寒热温凉，由于根据药物所产生的寒热毒副效应和治疗效应来加以标定，因而成为标定混乱的根本原因所在。由于药物自身作用具有多样性，在不同条件下，能产生相反的寒热作用效应，但这些药物仍存在药性偏长，建议以此为准加以标定。还指出："能直接消除某些典型寒热症状，祛除寒热邪气，扶阴抑阳或扶阳抑阴，调整脏腑功能以消除寒热，是寒热药物作用的主要机理。临床用药尚须考虑药物的某种作用特点，如寒热药物对机体寒热病证作用的选择性、同一药性的药物具有的作用机制和作用部位不同、寒热药物在一定条件下能产生寒热毒副作用等，以便正确运用寒热药性理论指导临床用药。"

论文撰写过程中，得到了教研室雷载权、刘继林、徐治国、张廷模等多位老师的指导，体现了集体的智慧。其中不少学术观点，也反映于由雷载权、张廷模共同主编的《中华临床中药学》第 1 版，以及张廷模、彭成主编的《中华临床中药学》第 2 版专著之中，产生了良好的社会影响。

（3）中药五味的研究

五味理论是中药药性理论的重要内容之一，历代医家均很重视。其从不同角度反映了药物的某些作用特点，对指导临床用药具有一定意义。

1987 ~ 1989 年，硕士研究生杨光在雷载权、凌一揆先生的共同指导下，关注对中药五味的研究，撰写了《"五味"初探》（1989 年成都中医学院研究生毕业论文）。基于长期以来对五味的记载和论述存在混乱现象、药味的标定依据和标准及药味与功能之间的关系认识不一、对现行五味理论的指导作用和存在价值存在较大分歧的历史现状，论文从五味学说的产生、五味内涵的发展和变迁、五味说的具体内容和历史作用进行全面考察，并从对现有五味的系统分析，明确五味标定混乱的原因，阐释药味与功能的关系，在中药基础理论中的地位和价值及对临床运用的指导作用等多个方面进行了论述，总结和形成了很多认识观和学术观点。

①"入口则知其味"是五味初始认识基础：论文提出滋味说，认为人类对滋味的感知与生俱来，滋味应当是首先被感知的自然属性。如梁代陶弘景所言"入口则知其味"，即表达了药食具有的"味"，是通过味觉器官被人感知。对药学知识的认知，多数学者认同"药食同源"之说。

人类为了生存，在觅食过程中对食药滋味有了感知。正如西汉时期的《淮南子·修务训》中记载："神农乃始教民，尝百草之滋味，识水泉之甘苦，令民知所避就，当此之时，一日而遇七十毒，由是医方兴焉。"人类在觅食过程中会遭遇食药对机体的伤害及对机体的正向调节作用，对自然产物的特殊作用和毒性作用加以辨识和选择避忌。经过长期反复的实践，古人不断总结亲身经历的相应知识，通过口耳相传方式加以传播，形成了早期的医学和药学知识。先秦时期的《诗经》《山海经》中就有很多药名，如荇菜、卷耳作蔬菜，亦作药用，有的专治疾病；并有"采苦采苦，首阳之下"的记载。这些记载既是"药食同源"史实，也反映了古人的生活与滋味有关。《山海经》记载 5 种药物有酸甘苦辛味，《吕氏春秋·本味》指出，"调味之事，必以甘酸苦辛咸"，可见，五味最初并未上升为药性理论。

随着对药食的认知不断增加，用药经验的不断积累，对药物的性质有了更多了解，人们逐步开始探寻药物治病的原理，自然将药物的滋味与药物的作用联系起来。《周礼》虽非医药专著，但记载了大量医药知识，如疾医"以五味五谷五药养其病，以五气五色五声眂其生死"；又载："凡疗疡，以五毒攻之，以五气养之，以五药疗之，以五味节之。凡药以酸养骨，以辛养筋，以咸养脉，以苦养气，以甘养肉，以滑养窍。凡有疡者，受其药焉。"这些即是最早将五味与作用联系的文字记载。

②五味与人体脏腑及自然界密切相关：《黄帝内经》大量记载了关于五味的内容，涉及面极广。《素问·金匮真言论》记载："东方色青，入通于肝……其味酸，其类草木……其味苦，其类火……其味甘，其类土……其味辛，其类金……其味咸，其类水……"味酸属木、味苦属火、味甘属土、味辛属金、味咸属水，已成为中医学界普遍公认的五味五行配属，是中医学五行理论的重要组成部分。《素问·宣明五气》又载："五味所入，酸入肝，辛入肺，苦入心，咸入肾，甘入脾，是谓五入。"此外，还有"五味各归所喜""五走"等语言，表达五味与归经的联系。《素问·五脏生成》中有"色味当五脏，白当肺辛，赤当心苦，青当肝酸，黄当脾甘，黑当肾咸，故白当皮，赤当脉，青当筋，黄当肉，黑当骨"的记载，以说明五味、五色等与机体之间的配属关系。

③过食偏食五味伤害机体脏腑：凡事都应当有度，前人很早就认识到过食或偏食五味会对机体带来损害。论文引《素问·五脏生成》记载："多食咸，则脉凝泣而变色；多食苦，则皮槁而毛拔；多食辛，则筋急而爪枯；多食酸，则肉胝皱而唇揭；多食甘，则骨痛而发落，此五味之所伤也。"《素问·生气通天论》言："味过于酸，肝气以津，脾气乃绝；味过于咸，大骨气劳，短肌，心气抑；味过于甘，心气喘满，色黑，肾气不衡；味过于苦，脾气不濡，胃气乃厚；味过于辛，筋脉沮弛，精神乃殃。"该篇中"阴之所生，本在五味，阴之五宫，伤在五味"，明确指出了五脏资生有赖五味，五味太过也会对脏腑带来伤害。《内经》还用大量篇幅论述了五味与功能的关系。如《素问·至真要大论》言："辛甘发散为阳，酸苦涌泄为阴；咸味涌泄为阴，淡味渗泄为阳。六者或收或散，或缓或急，或燥或润，或软或坚，以所利而行。"这些内容明确了五味的阴阳属性和具体作用。

④功能五味产生特定效应：秦汉时期的医学经典《黄帝内经》首先将五味与药物功能相联系，是"五味功能说"的代表作。书中大量记载了表达五味功能的语言，如"风淫于内，治以辛凉，佐以苦甘，以甘缓之，以辛散之"，"热淫于内，治以咸寒，佐以甘苦，以酸收之，以苦发之"等。人们通过反复的临床实践，不断对药物的五味功能加以总结、提炼，由神农尝百草的"滋味说"，升华为"五味功能说"经历了一个漫长的历史过程。综合《内经》记载，结合临床多数医药学家的学术观点，将五味功能精简为辛散、酸（涩）收、苦泄、甘缓、咸软、淡渗等特征，迄今仍然广为所用。

论文综合《内经》有关篇章，还将五味的基本作用归纳为"辛：散、泻；酸：收、涩；甘：缓、调；苦：燥、温、发、坚、泄、下；咸：软、泻；淡：渗"等特点。并引清代汪昂《本草备要》总结为："凡药酸者能涩能收，苦者能泄能燥能坚，甘者能补能和能缓，辛能散能润能横行，淡者能利窍能渗泄，此五味之用也。"《中药学》类教科书至今仍基本沿用此经典总结。

⑤多因素干预致使历代本草文献所载五味标定不一：正是因为对药物五味认知过程中，由原始药物自然属性的滋味逐步升华为功能的五味，加之历代医家的学术观点不一、观测角度不同等多因素干预，导致药物五味标定混乱。

口尝五味与功能五味混用：论文中指出，自本草著作对药物标定以来，一直存在口尝滋味与功能五味并列标示现状。据统计，宋初的《日华子本草》记载的药味，至少有32处不同于之前的本草著作，并提到了涩、咸、滑、辛烈等是前宋记载的味。再引清代石寿棠所载："独是草木偏性，性味纯一，一药多兼数味，或先苦、后辛、后甘，或先甘、后辛、后苦，总以味偏盛者为上，味居后者为真，但须平昔亲尝，方能不误。"可见，一直以来，口尝五味的认知，从未消失过。

论文又引有学者对比研究了《中华人民共和国药典》（1977年版）和全国高等医药院校统编《中药学》教材（1978年版）中所载功能味与口尝味的现状，认为相同者占35.7%～42%，不同的占58%～64.3%。论文列举实例，引经据典，表达了中药一药多效，判定依据，用药习惯，人类个体味觉的感知，古今药品名实变化、品种混乱及入药部分等多种因素的干预，是致使各药五味标示不统一的主要原因；并列举有的药物采用滋味标示，与实际功能之间出入悬殊。

标定依据不统一：即使是同一药物，也存在不同的药味；而同一药味，对于不同的药物而言则含义各殊。如同属咸味，海藻、昆布之咸则软坚散结；芒硝之咸则软坚泻下；玄参、磁石之咸则表达入肾；大豆、猪肉、栗、藿之咸则与五行相配。当味感不清楚或难以感知时，为给药物标定五味，多以功能推之；对味感明显药物，也为便于说理，也混入一些功能推理的味予以表达。因此，即使是同一药物的味，有的是口尝之味，有的是推理之味。例如丹参之苦为口尝之味，而"又能辛散润泽，故能推陈而涤邪也"（叶天士《本草经解》），即依据功能推理。这种标定方式势必带来混乱。

味觉的差异致使作用多样、认识不一：有的中药存在滋味不典型的情况，加之不同人的味蕾感知存在差异，极易导致药味标注不一。论文中提到李东垣说："凡药中用牵牛者，少则动大便，多则下水，此乃泻气之药，试取尝之，即得辛辣之味，久而嚼之，猛烈雄壮，渐渐不绝，非辛如何？"又引《本草正义》载："牵牛，善泄湿热，通利水道，亦走大便，故《别录》谓其苦寒，至李氏东垣，以其兼有辛荚气味，遂谓是辛热雄烈。按，此物甚滑，通泄是其专长，试细嚼之，惟其皮稍有辛味，古今主治，皆用之于湿热气滞，实肿胀满，二便不通，则东垣以为辛热，张石顽和之，亦谓辛温，皆属不确，当以《别录》之苦寒为正。又荚气戟人喉舌，细味之亦在皮中，所谓有毒，盖即在此。"可见，古人之间针对相同药物，因学术观点不同，对性味的认识仍然存在分歧。

古今药名变迁、品种混乱、用药部位不一致使混乱：文中列举茵陈、威灵仙，说明品种不同，地域跨度很大，即使同一人品尝，药味标示也有可能不一。如《吴氏本草》载："茵陈……生田中，叶如蓝，十一月采。"《名医别录》指出："白蒿，生太山，五月及立秋采，阴干。"《证类本草》中引陶隐居所言："今处处有，似蓬蒿而叶紧细，茎，冬不死，春又生。唯入疗黄疸用。"现今用茵陈是春天采的幼苗，黑绿多白茸，叶紧。对比三种茵陈的采收形态、产地、采收时间均不同。又如威灵仙有三种，经口尝威灵仙味淡，棉团铁线莲味咸，东北铁线莲味辛辣。威灵仙的药味标示为辛咸，与三种药材滋味比较均不同。此外，不同用药部位，药味也存在差异。如此种种原因，易致药味标示混乱。

⑥五味理论难以全面表达药物所有功效：在漫长的历史长河中，滋味五味与功能五味的观念转变，五味与五行相配自身的局限性，仅能从某些角度概括药物的作用特点，无法全部反映药物的作用。传统记载的某些药味功能，也缺乏规律性，难以推广使用。不论是滋味五味，还是功能五味，都不止五种，还有麻、涩、凉、淡、腻等味。虽有"淡附于甘""涩与酸同"的认知，但实际药物作用不尽一致，也较牵强。明代医家贾九如在《药品化义》中提出：辛能开窍、化湿、祛风湿、散结，甘能消食、止痉、和毒，咸能凉血，酸能安蛔，苦能破泄等，试图将更多地药物作用囊括于五味之中，但仍存在诸多难以诠释和统摄的情况。论文列举第 4 版全国统编《中药学》教材记载药物约 50% 具"辛味"，除通常认为辛味具有的发散解表、行气、活血、开窍、化湿作用外，抗疟疾、麻醉止痛药多

数也标辛味则很难与之对应，无法阐释，故认为不能准确反映辛味特点。论文还提出，五味理论解释药理作用缺乏规律性。如麻黄、桂枝、生姜辛温，入肺经，具有发散风寒功效；紫苏、款冬花、皂荚也属辛温，入肺经药，则温肺化痰，而无辛散特点。诸如此类现象较多，实属判定标准和认知角度不同，缺乏普遍性和规律性。

⑦ "味是功能的缩写符号"，应以功能五味指导临床用药：正是由于五味理论对药物功能概括的不完整性、不准确性等现象，五味理论指导临床用药才受到局限。基于此，该论文提出了有关五味标定建议："五味学说作为药性理论，从指导临床用药角度来看，应当说明作用特性。因此，滋味作为药物性状之一，虽对临床选用药物具有一定的作用，但若未与功能发生联系，在药性理论中便不具有任何意义，没有单独存在的必要。"提示中药五味标定，应当依据其作用特性，不应当包括自然属性的滋味。滋味五味与功能五味双重标定，势必带来混乱。"味是功能的缩写符号"，应当按照统一标准，统一标示，不能陷入多角度标示的怪圈。论文谈到五味与化学成分及药物作用的关系时指出：味是药物作用的标志，而中药的作用归根到底是其所含的化学成分决定的，成分不同，作用各异。化学成分或主要成分相同，具有相同的味和作用。现代对五味和化学成分之间的关联研究证实：酸味药多含有有机酸及鞣质；苦味药多含生物碱、苷类及苦味质；甘味药多含糖类、蛋白质；辛味多含挥发油和皂苷；咸味则以含无机盐为主。但也指出，五味与化学成分之间并没有非常严格的规律性。一味中药具有数种化学成分，而发挥作用的只是其中某一种或几种成分。药物的作用和味别与所含成分含量的多少、生理活性的高低有关。含量低，但生物活性高，则表现出某种作用而不显现味；反之，含量高而生理活性低，则表现为某种味而不发挥作用。换而言之，显效的成分并非是显味的成分，或显味的成分并非是显效的成分。其中亦有含量高、生理活性也高者，则既显效也显味。千变万化的物质所产生的滋味比五味更丰富；千变万化的作用，不是简单的五味能全部概括的，其间虽有联系，但以目前的研究水平还远远不能全部认识，且认识也不尽完善，故有待今后深入挖掘。

⑧主张以药味的功能系统认识药物：论文还对五味体系与功能体系进行了讨论，认为五味理论，作为药物性质和主要作用特点的标志，对掌握和运用中药起

到了一定的提纲挈领作用。由于一药具有多种作用，依据功能标定的药味，由于认识不同，会诞生不同记述，造成混乱，在某种程度上限制了中药学术发展。该论文主张按照药味的功能系统认识药物，功效既可反映性味相关，又可表达多个层次，还与主治紧扣。从一味药物的功效（功能）名词，既可认定药物的性质和作用特点，又可了解药物的作用程度、作用部位和作用方式，如黄连清热燥湿、泻火解毒，石决明平肝潜阳、清肝明目，从功效把握作用特点，较之于五味更为准确、精当。论文指出，应当以药物所具有的客观作用探索药物治疗的原理，重视药物作用及用途；借助现代研究手段，阐明药味、化学成分及药物作用三者之间的关系，以期在实践中产生一种更为完善而符合实际的药性理论，指导临床应用。

综上，该论文作者对五味理论存在的局限性和标示混乱的原因进行了梳理，提示五味理论不甚完善，单凭借该理论难以指导临床用药，认为应当掌握中药的功效及特点，较之五味更具有指导意义，并展望从实践中产生一种新的药性理论以更好指导临床用药。

（4）中药归经理论的研究

1986～1988年，硕士研究生孙晓波在凌一揆、雷载权、刘继林、徐治国导师团队的共同指导下，撰写了《试论归经》（1988年成都中医学院研究生毕业论文）。集本校中药教研室专家组的集体智慧，从归经理论的起源和形成、归经及引经概念、归经理论基础、确定归经的主要依据、归经理论的价值及意义、归经理论研究现状与存在的主要问题，以及对今后归经理论研究的展望和设想七方面进行了较为系统地论述。其中的很多学术观点，也纳入于雷载权、张廷模主编的《中华临床中药学》专著及张廷模主编的《临床中药学》教材之中。

①归经定病位理论的形成背景：医学经典《黄帝内经》有大量关于五味与归经关联理论的论述，用"入""归"字词表达五味与归经的关系。

归经认知始于秦汉时期：《素问·宣明五气》记载："五味所入，酸入肝，辛入肺，苦入心，咸入肾，甘入脾，是谓五入。"《素问·至真要大论》指出："五味入胃，各归其喜，故酸先入肝，苦先入心，辛先入肺，甘先入脾，咸先入肾。"《灵枢·九针论》又有"五走"论述。《灵枢·五味》论述谷之五味"走"相应五脏，即是归经思想的发端。最早的药学专著《神农本草经》虽无归经直接论述，但对药物的功效主治表述，如大枣"安心神"、地肤子"主膀胱热"等均涉及定位概念。汉代张仲景临床治病重视六经辨证、脏腑辨证，为归经理论的形成奠定了基础。

归经理论发展于金元时期：张元素丰富和发展了归经理论，在继承《内经》归经思想基础上，重视十二经辨证，主张分经用药，在其撰著的《医学启源》中，总结了"去脏腑之火药""各经引用药"等，还体现在"脏腑虚实标本药式"中；在"用药法象"中有90余种药物记述了"入某经""某经药"；将十二经与药物的关系作为"药性"的一部分，各药项下分别注明所归经名。《珍珠囊补遗药性赋》列有"手足三阳表里引经主治例"，提出"十二经泻火药"，如"黄连泻心火"等，发展了归经理论。

归经理论完善于明清：明代刘文泰《本草品汇精要》在论述每药所设的24个项目中，专列了"走何经"一项，经名沿用太阴、少阴、厥阴和阳明。李时珍在某药归某经的基础上又有"本病""经病""窍病"之分，还对药物的"入气分"进行了阐述。

"归经"名词诞生于清代：沈金鳌正式提出了"归经"一词，在其《要药分剂》中对药物的归经作了较全面的总结，将历代本草著作中论述归经的名称如"引经""响导""行经""走"等统称为"归经"。

归经作为中药药性理论组成部分始于现代：正式将归经理论作为中药药性理论看待，首见于20世纪50年代末《中药学讲义》，认为归经是药物作用部位的一种偏性，是指药物作用于机体某个或某些部位的选择性作用。即主要对某经（脏腑经络）或某几经发生明显作用，而对其他经则作用较小，或无作用。"归"有"走向""趋于""归属"之意。"经"即指"脏腑经络"。归经即是药物对机体不同部位的选择性作用。论文提出，中医学所指的脏腑与西医学的解剖部位存在差异，应当注意区别。

②中医辨证是归经理论的认识基础：归经理论的形成，离不开中医理论的指导。依据历代本草文献，结合《中药学》教材对中药功效和主治的认知，从脏腑辨证、经络辨证、六经辨证、气血辨证及卫气营血辨证等多个方面进行了论述。

基础一是脏腑辨证：脏腑是机体构造或功能的基本单位，藏象学说不仅是认识人体生理功能的核心，也是辨别疾病的重要依据。后世对药物功效的归纳，往往以脏腑辨证为核心加以表达。如清心、清胃、清肝、平肝、养心、补肾等，均以脏腑辨证为依据，明清以后也多采用脏腑辨证，故中药归经与之密切相关。

基础二是经络辨证：经络是沟通机体内外的通道，内属脏腑，外络肢节，五官九窍、四肢百骸无处不到。金元时期重视十二经辨证，也同时与脏腑关联，构成一个有机整体。汉代张仲景治疗外感热病，既采用脏腑辨证，也采用经络辨证，提倡"六经"辨证思维；金元时期得以发展，如有某药入"足太阳经""手太阳经""少阴经""厥阴经"等表述。羌活、防风发散风寒，入膀胱经，即是依据六经辨证，足太阳膀胱经主一身之表，为一身之藩篱，外感邪气侵袭机体，膀胱经受之，故归膀胱经，而不是指六腑之膀胱。

基础三是气血津液辨证：基于构成人体生命活动的基础物质，针对气、血、津液不足之证，采用具有补气、补血、补阴、生津等中药加以治疗；而针对气滞证，采用理气药加以改善。

基础四是卫气营血辨证：针对传染性疾病，温病学家通常采用卫气营血辨证以诊病用药。如石膏、知母既清泻肺胃实火，又清气分热，主治温病气分证；水牛角归心肝而又清营血分热，主治营血分热证。

可见，基于不同辨证理论背景，中药的功效与归经表述各异。

③归经以药物所治病证的病位和自然属性为依据加以确定：论文指出，中药归经理论建立在脏腑经络辨证基础之上，归经的确定以药物所治病证的病位为依据。但因历代医药家使用的辨证方法不同，确定药物归经的依据也有所不同。综观种种标定依据，归纳起来大致有以下几种。

依据药物所治疾病的病位确定归经：其一是以药物所治病证的脏腑归属确定归经，包括两种：第一种是直接治疗本脏本腑病变的药物，如杏仁、百部能治疗咳嗽、气喘等肺系疾病而归肺经，治疗心悸怔忡等心系疾病的药物归入心经，治疗营血分病证之药多归于心肝经等。第二种是以治脏腑所主组织器官的病变为依据确定药物归经。人体通过经络将脏腑、组织、器官联结成一整体，体表的病变可通过经络影响在内的脏腑，脏腑的病变亦可反映到体表，通过疾病过程中出现的症状表现而确定病位。因肝主筋，开窍于目，凡能改善手足震颤、肢体麻木、屈伸不利、角弓反张、两目干涩、目赤肿痛、视物昏花等症的药物归肝经。

其二是以药物所治病证的经络归属确定归经。经络和脏腑是不可分割的整体，治疗经络所及部位的病变，也是治疗脏腑所主的组织器官。胃经起于鼻旁……下行沿鼻外入上齿中，还出，环口绕唇……沿发际至前额，故能治疗胃经所循行部位的病变如前额疼痛、牙龈肿痛的药物归入胃经。解表药的白芷长于治前额疼痛、齿痛、鼻疾，则归胃经等。

依据药物自然属性确定归经：以五味配五脏确定药物归经，以五色配五脏确定药物归经，以五气配五脏确定归经，以药物质地、形状确定归经。论文引《内经》以五味配五脏来说明脏腑的生理与药物性能，后世将其作为确定药物归经的依据之一。以辛入肺、苦入心、甘入脾、咸入肾、酸入肝来标定药物的归经。如陈皮、紫苏皆味辛而归肺经，黄芪、党参皆味甘而入脾经等。此种标定药物归经的方法有部分药物符合客观实际，但不具普遍意义。如龙胆味苦而并不归心经。

论文指出，近年来有人对数百种常见中药做过统计，发现辛味药物归肺经只占 35.7%，不归肺经的却占多数；甘味药归脾胃经只占 36%，不归脾胃经的占多数；酸味药归肝经占 50%；苦味药归心经的只占 22.7%，只有咸味药符合的情况稍多，占 66.6%。论文还引其他文献对归经与五味的关系研究结果予以讨论，认为大部分药物的归经不是由相应的药味所决定的，归经与五味间不存在必然的因果关系。而且，由于历代对五味本身的内涵在认识上存在分歧，确定五味的标准有所不同，以五味配五脏来确定药物归经也有所不同。因此，以五味配五脏来标定药物归经的方法还有待于进一步探讨。

此外，论文还引经据典，分析既不赞同以五色配五脏、五气配五脏来确定药物的归经，更不赞同以药物的质地、形状等特征为依据来确定药物归经的缘由，强调和认可以 "药物所治疾病病位作为确定归经" 的认知模式，明确指出，"由于药物的形、色、气、味、体、质等自然属性不能揭示药物归经的普遍规律，与药物归经并无必然的内在因果关系"，因此，"药物所治病证的病位才是药物归经最主要、最重要的依据"。

④丰富完善中药理论：归经理论的形成，对丰富和完善中药药性基础理论具有重大的学术意义和实用价值。归经与中药的性味、补泻理论相结合，构成了中医对中药性能较为全面的认知。中药性能从多方面反映了药物的作用特性，揭示了药物作用的基本规律。尤其在秦汉时期，《黄帝内经》《神农本草经》最早指出药物有性、味、升降浮沉、阴阳、补泻、厚薄及有毒无毒等理论。而归经则说明

药物作用对机体部位的选择性，提示任何药物都有其特定的适应范围。即使性味相同，由于归经不同，其作用也各异。如辛温归肺经之麻黄则发散风寒，木香归脾胃经则行气止痛，青皮归肝经则疏肝破气，麝香归心经则开窍醒神。若无归经，则该药物作用相对宽泛。如古人所言"用药不知脏腑经络，开口动手便错"，即强调归经的重要性。

⑤提高了临床用药的准确性：依据归经选药，可提高"论治"的准确性。如治疗风寒头痛，若属太阳经头痛则加羌活、藁本，治疗阳明经头痛则加白芷、葛根，少阳经头痛加柴胡，少阴经头痛加细辛，厥阴经头痛加吴茱萸等。如此选药，可切中病情，提高疗效。

执简驭繁便于掌握：中药种类繁多，常用中药就有近 400 种，掌握归经有助于记忆药物的功效与主治，方便临证用药。一味中药就是一个小复方，加之一药具有多种功效，面对众多功效，依据归经可以执简驭繁，掌握重点。如黄芩、黄连、黄柏均有清热燥湿、泻火解毒功效，黄芩长于泻肺火、黄连长于泻心胃火、黄柏长于泻肾火。以归经为线索记忆功效，不仅便于掌握，也能提高临床用药准确性。

⑥引经是归经理论的组成部分：关于"引经"历代有多种认识，是指"某些药物不但本身能归某经，并且引导其他方药归某经的作用"。论文明确指出："引经的认识是建立在归经理论基础上，是归经理论的重要组成部分。所谓某药为某经引经药，则此药必主要归某经，这与归经毫无二致。但归经是就单味药而言的，而引经是立足于药物配伍以后的一种有特殊归经的药，相对于其他被'引导'之药而言。"将引经作为归经的一个组成部分加以认知。

关于"引经学说"的发展历史：药有引经专长的思想萌芽很早就诞生了，但直到宋代以后才受到重视。《神农本草经》谓官桂"为诸药先聘通使"、《名医别录》称桂可"宣导百药"等表述虽未直接与作用部位相联系，但引导他药以增效的思想已十分明显。南唐陈士良《食性本草》称酒入药可"引诸药气入四肢"、薄荷则"引诸药入营血"（均引自《证类本草》相应条下），已与后世引经的概念十分接近。宋代寇宗奭撰著的《本草衍义》于泽泻下提出"张仲景八味丸用诸，亦不过引接桂、附等归就肾经"；于桑螵蛸条下又说"桑白皮引水，意以接螵蛸就肾经"。这里不但有"引接"的药物，还有最终所"就"之脏腑经络，可以看作是引经理论的先声。后经张元素、王好古等人的发挥，该理论更加广为流传。

论文汲取了凌一揆先生的学术思想，不赞同将"引经"与七情"相使"概念混淆，也不赞同引诸药直达病所之说，并对此展开了讨论。论文指出，徐灵胎、丹波元坚不赞同引导诸药直达病所。又引《苏沈良方·论脏腑》中"人之饮食药饵，但自咽入肠胃，何尝至五脏，凡入肌骨、五脏、肠胃虽各别，其入腹之物，英精之气，皆能洞达，但滓秽即入二肠"，认为其不符合临床用药实际，与归经理论相悖，应当摒弃。

举例说明引经为"相使"之说不妥：与方剂相关一些书籍在对使药的解释中称，一为引经药，二为调和药。该论文认为此种说法也欠妥当。因中药七情中的相使，是指二药在性能功效方面有某些共性；或性能功效虽不相同，但是治疗目的一致的药物配合应用。相使是以一种药为主，另一种药为辅，辅药提高主药疗效。如黄连配木香治疗湿热泻痢之腹痛里急，黄连清热燥湿、解毒止痢，木香调中宣滞、行气止痛，以黄连为主、木香为辅，木香可增强黄连湿热泻痢的作用。

"药引"不属于归经范畴：药引又称引药或引子药。该论文继承导师凌一揆先生的学术思想，设专门项讨论药引的相关科学问题。药引的明确提出，始自宋代。宋代"和剂局"的设立，促进了中成药的推广使用。成药服用方便，但不便于随证化裁。为了弥补成药的不足，增强其应用的灵活性，古代医家便在处方成药之后开列一些临时添加之药，其多少不一，少则一二，多则等同于另拟一方；可贵可贱，或主或次，从人参、黄芪至姜、葱、茶叶，并无一定之论。这些所添之物，则名之曰"药引"。论文对当时所用"药引"予以分析，发现用药目的或随证而加，以便适合服药个体的特殊需要；或不必煎煮及不宜入于丸散之药汁等，在临用时添加；或商贾不营、药局不代而又寻常易得之物，嘱病家自备。这些药物中，有的可能本为引经药，而有的则不然。其并不受归经和引经理论限制，本不属归经性能研究的范畴。正如程文囿《医述》所说："古今汤方尽，药引无穷，灵机取用，各有所宜。"

⑦归经理论存在的问题：任何理论均在一定程度上有其指导意义，但也存在一定问题。不同的本草专著针对同一味药物，其归经的记述存在不统一现象。如羌活归经，《珍珠囊》谓其归"足太阳膀胱经""手太阳小肠经"；《汤液本草》载归"足太阳、厥阴经"；《本草蒙筌》称其归"手、足太阳，足少阴、厥阴经"。究

其分歧原因，有以下几个方面。

其一，确定归经标准不统一：有的药物是以所治的具体病证为依据来标定的，有的药物是以药物的形、色、味、体、质来标定的。即使是以药物所治具体病证为依据来标定药物的归经，由于各自所用的辨证体系不同，标定也存在差异。如有的用脏腑辨证，有的用经络辨证，还有的用六经辨证，因此所标定的归经也有所不同。

其二，一药多效和饮片不同：因为中药是生药饮片，一味药物等于一个简单的复方，许多药物的功效并不单一，而是多方面的。对药物功效的认识，是一个较长的过程，不可能一次将药物的全部功效认识到位。即使都以药物的功效及所治病证为依据来标定药物归经，也会因其对药物功效的发现有先后、功效的取舍及主治的轻重而有所不同。有些药物的功效较多，每一位医者对功效的取舍不同，故而所标定的同一味药物的归经也会存在差异。

其三，品种名称等因素：中药的品种混乱，存在同名异物、同物异名现象，很容易产生张冠李戴的错误，因而造成药物归经标定不统一。

⑧归经理论自身的局限性：归经虽然涉及面广、内容丰富，但毕竟只是药性理论的一个方面，重点在于阐明药物的作用部位（即定位概念），故也会存在一定的局限性。如部分药物很难确定其归经，有的药物的归经在临床上也无显著的实际指导意义。如拔毒去腐排脓药多作为外用，若按脏腑辨证则很难确定其归经。再如驱虫、杀虫药，主要作用于虫体，其归经在临床上的指导意义不大。

⑨现代研究归经将中医脏腑与解剖脏器部位混似有不妥：论文指出，近年来采用多学科手段对归经理论的研究日益剧增，不少学者在归经理论的实验研究方面做了许多探索性的工作。从中药化学成分的构效关系、化学成分的药理特性、有效成分的量效关系、化学成分的临床应用及机体内的分布情况等多个方面来研讨中药的归经理论。该论文讨论了受体学说与归经理论的联系，系统论在归经研究中的应用，微量元素及配体化合物对组织、器官的富集测定，半导体理论、技术的应用，利用电子计算机绘制体表超弱冷光强度和体表温度地形图等多种探索归经理论的手段。

该论文还利用中药归经及其成分在体内的分布，中药辛、甘、酸、苦、咸味与归经、作用及化学成分的关系，中药药理作用和归经关系的统计分析等多学科融合的方法来探讨归经。这些研究，无疑对进一步深入采用原子示踪、同位素扫描探讨中药归经的作用原理奠定了基础。但作者认为，这种方法脱离了中医对脏腑的认识。中医的脏腑概念不仅是解剖学中实质性内脏器官，更重要的是指每一脏腑综合了多个功能系统，概括了体内多个脏器的生理功能。

⑩归经理论研究的展望和设想：论文对归经理论的研究提出以下设想。

其一，加强对归经理论的文献整理：首先应统一对归经概念的认识，用统一的标准和方法制订出中药的归经范围；并逐一统一每味药物的归经，对新药、新用途也应当增添归经论述，使归经理论系统化、规范化。以药物主治病证为基础，作为确定归经的标准。归经理论的规范化，实际上取决于中医辨证理论的规范化，也取决于中医对疾病定位的规范化。

其二，主张开展归经理论的临床研究：归经理论是基于临床实践，是在临床实践中丰富和发展起来的。论文建议采用临床验证方法研究归经理论，依据归于不同脏腑经络的药物和所治的不同病证，设定不同观测指标；也可辅以相应检测手段，经过严格数理统计，对阐释归经也许有意义。

其三，开展归经理论实验研究及多学科协作：归经理论是一个多层次系统，实验研究须从多路径、多个层次进行。论文认为，应该在深刻、全面、正确理解中医理论的前提下，借助现代药理学、化学、生物学等多学科方法和手段进行研究；基于系统、器官、组织、细胞，以及分子水平、量子水平等多层次，采用多种研究技术探讨归经理论。换言之，以中医药基本理论为指导，通过多学科协作，利用适合的先进技术和研究手段，方能揭示归经的实质。该论文基于中医药整体观思路，并拟结合现代科学研究技术，主张多学科融合开展归经理论研究，与导师凌一揆先生的思想一脉相承，为中药归经理论的现代化研究提供了一定思路。

（5）五脏苦欲补泻理论研究

1987~1989年，硕士研究生刘渝在凌一揆、雷载权两位导师指导下，重点研究了中药药性理论中的"五脏苦欲补泻"，撰写《五脏苦欲补泻浅论》（1989年成都中医学院研究生毕业论文）。从五脏苦欲补泻理论源流、五脏苦欲补泻的含义、五脏苦欲补泻的理论依据、与中药补泻性能的区别、五脏苦欲补泻的意义、五脏苦欲补泻研究展望及结语七个方面进行了论述。

①"顺其性为补、逆其性为泻"是其要义：《内经》首先记载了"五脏苦欲补泻"理论，在《素问·脏气法时论》中指出："肝苦急，急食甘以缓之……心苦缓，急食酸以收之，脾苦湿，急食苦以燥之……肺苦气上逆，急食苦以泄之……肾苦燥，急食辛以润之……"，说明了"五脏所苦"的治疗原则。同篇中又指出"肝欲散，急食辛以散之，用辛补之，酸泻之……心欲软，急食咸以软之，用咸补之，甘泻之……脾欲缓，急食甘以缓之，用苦泻之，甘补之……肺欲收，急食酸以收之，用酸补之，辛泻之……肾欲坚，急食苦以坚之，用苦补之，咸泻之……"，说明"五脏所欲"的治疗原则。以上文字奠定了五脏苦欲补泻理论基础。

金元时期，张元素在其撰著的《医学启源》中，基于《内经》理论，增加了相应药物，发展了该理论。如针对肝苦急，指出急食甘以缓之的甘草；心苦缓，急食酸以缓之的五味子；脾苦湿，急食苦以燥之的白术；肺苦气上逆，急食苦以泄之的黄芩；肾苦燥，急食辛以润之的黄柏、知母等。针对所欲，又指出：肝欲散，急食辛以散之的川芎，以辛补之的细辛，以酸泻之的白芍；心欲软，急食咸以软之的芒硝，以咸补之的泽泻，以甘泻之的黄芪、甘草、人参等；脾欲缓，急食甘以缓之的甘草，以苦泻之的黄连，以甘补之的人参；肺欲收，急食酸以收之的白芍，以酸补之的五味子，以辛泻之的桑白皮；肾欲坚，急食苦以坚之的知母，以苦补之的黄柏，以咸泻之的泽泻等。即在大的原则框架上，补充了治疗药物。虽然张元素所提及的药物与该理论并非存在绝对的对应关系，但将药物辛、甘、酸、苦、咸五味的散、缓、收、泻、坚功能与调节五脏所苦与所欲相结合，作为治则讨论，有一定理论意义。

可见，五脏苦欲理论始于秦汉，补充于金元。但将五脏苦欲与补泻结合，形成苦欲补泻理论概念，则见于明代。张景岳在《类经》提出了"补泻"概念，指出："顺其性为补，逆其性为泻。"缪希雍指出："苦欲者，犹言好恶也。违其性故苦，遂其性故欲。欲者，是本脏所神之所好也，即补也。苦者，是本脏所神之所恶也，即泻也……"可见，二者观点相近。

②补泻是就五脏病理改变的宜、忌而言：历代医家对五脏苦欲补泻理论有不同见解，但总括而言，张景岳、高士宗等认为，补泻是就五脏病理改变的宜、忌而言。换言之，机体即使在病理状态下也存在着向正常生理状态恢复的趋势，用

药原则即是有利于恢复正常生理平衡，表达为"五脏所欲"；而当发生另一种病理改变时，用药会加害人体，不利于机体恢复相对的正常生理平衡，表达为"五脏所苦"。至于酸、苦、辛、甘、咸泛指药物的某些作用，不局限于从"五味"角度去理解。

五脏苦欲补泻理论是针对五脏病理改变提出相应治疗用药原则的认识观。其"补泻"，与通常所言"虚则补之，实则泻之"的扶正祛邪概念不同。该理论的基本出发点及要义在于："针对五脏系统的病理改变而辨证用药，使五脏系统失调的生理机能恢复正常。"论文赞同张景岳的学术观点，将"欲苦"解释为"宜忌"，即顺应或避忌；而将"补泻"理解为"调节"或"恢复"。

③"五脏苦欲补泻"理论的认知依据：其一，依据藏象学说。人体以五脏为核心构成五个有机联系的子系统。中医临床辨证用药，均以脏腑为核心。人体各脏有其自身的生理功能和病理特点。生理状态下，机体各个反馈系统的正常运行及机体内环境的稳定，是维持正常功能的关键，即存在"趋利避害"的机体调控系统。病理状态下，机体"趋利避害"能力遭到破坏，则需要借助药物促使机体恢复其正常生理状态，即恢复其"趋利避害"能力。其二，依据药物自身性能特点。五脏功能失调，即出现偏差，可利用药物之偏性加以纠正。药物发挥的作用即是纠偏。张景岳指出："药以治病，因毒为能。所谓毒者，以其气味之有偏也……气味之偏者，药饵之属也，所以去人之邪气。""气味"指药物本身具有治疗疾病的多种作用和性质；"有偏"指药物拥有的基本性能有纠偏之能。药物不同，其作用偏性不同。当五脏系统发生病理改变时，选择有利于恢复五脏生理平衡的药物，避免使用不利于机体恢复正常生理平衡的药物。故在临证选药时，必须充分、全面地认识药物的性能和作用特点，趋利避害以利于机体恢复正常。

④与补泻性能之间的区别：中药的补泻性能是指虚补实泻的作用，主要反映药物影响机体虚实盛衰变化的作用倾向，是从药物与正邪角度加以概括的药学理论。补泻性能的认知背景，是基于中医学正邪虚实病机认识，并通过药物对其进行相应调控作用加以认识和概括的。中医学认为，疾病的发生、发展及转归均表现为正邪双方相互斗争和变化的过程。精气耗散，正气虚衰，病理表现为不足的一类证候，即为"虚证"；病理表现为亢盛的一类证候，即"实证"。实则泻之，泻有余，即祛邪；虚则补之，补不足，即扶正。此即扶正祛邪的治法。

　　五脏苦欲补泻之"补泻"，其"补"即指有利于五脏恢复正常生理平衡的药物作用；"泻"指不利于恢复正常生理平衡的药物作用。其与前者的表达意义有别。即使是补虚的人参、黄芪，由于一药具有多效，若其药效不针对五脏病理改变特点，对机体也会带来伤害，也不利于疾病康复。二者既有联系，又有区别。

　　⑤指导临床意义：五脏苦欲补泻理论的诞生对指导临床实践具有一定意义，主要体现在以下几个方面。

　　其一是补充了中药用药原则：中药理论的建立一方面有助于认识药物，另一方面有助于指导临床用药实践。临床实践中，确立治则尤为重要。五脏苦欲补泻理论，就是指导五脏辨证用药的原则之一。用药指导思想是利用药物纠正五脏失调功能，恢复正常的治疗作用，不为病情所需甚至会给患者带来痛苦的不良作用应当避免。换言之，针对药物具有的双重性，临床用药应当充分利用其治疗作用，避免不良作用的发生。

　　其二是指导临床合理用药：提高临床疗效，避免不良反应发生。一药具有多效，如麻黄具有发汗、平喘、利尿三大治疗作用，但其又有兴奋中枢、升高血压等药理作用。若针对素有高血压，见恶寒、发热、无汗而咳喘，并伴失眠的患者，选麻黄虽可改善其主症，但其升压、兴奋作用不为病情所需，为避免其副作用，建议选紫苏为宜。诸如此类，不胜枚举，其要义在于指导临床合理选药。

　　其三是指导食疗：当疾病处于恢复期或疾病轻浅时，可选择药食结合或单纯用饮食帮助调养。通常选择食药两用，或用性味偏性不明显的食药进行食疗。补虚药中具有食疗作用的占有一定比重，五脏不足者可选择食药治之。即使是谷食肉类，也存在性能所偏，如羊肉大热，火热体质者不宜。食物与机体相宜，则有利于健康，反之对机体有害，破坏正常的生理平衡而导致病理改变。意在表达食疗同样需要"趋利避害"。

　　⑥采用现代手段从多角度研究：由于该理论自提出以来，多数学者将其局限于五味与五脏的关系，鲜有将其作为"宜忌"来认识，且较少从药理学角度开展现代研究。该论文提出应从文献整理方面、基于临床应用、用现代实验方法开展研究，从多角度研究其作用原理，使之科学化、系统化、标准化。

　　综上，该论文将五脏"苦欲"阐释为对五脏正常功能恢复的利与弊关系，将"补泻"诠释为"宜忌"，而区别于通常认识的"补泻"性能和治则，实属学术探讨。由于从古至今对五脏苦欲补泻理论的理解和认知不统一，并存在多角度状况，因此为当今采用现代实验手段研究带来了困难。但从安全用药角度，警示医者重视一药多效的特点，有意选择利于疾病康复的治疗作用，而尽量避开不为病情所需的不良作用，这种"趋利避害"的思想对临床合理选药具有重要指导意义。

2. 方剂药性及辨证用药理论研究

凌一揆先生非常重视对中药、方剂药性理论的研究，尤其重视辨证指导临床应用。成都中医学院建校之初，组织本草方剂教研组老师，编写出版了《中药方剂临床手册》，尤其关注对方剂理论的基础研究，独撰了《方剂概说》学术论文，发表于《中医杂志》1956 年第 10 期。

文章用大量篇幅阐述了方剂理论的形成、应用历史，特别强调既要重视方剂的组方原则和治法，指出当明了方药特性、辨证论治、随症加减化裁，以应对复杂多变的疾病；针对方剂的分类方法、方剂组成原则、方剂组方的君臣佐使中"使"药内涵，勇于开展学术争鸣，提出个人学术见解，内容极为丰富。

（1）"方剂药性更能全面照顾病情"学术观

文章开篇阐述了采用药物治病是中医临床治病的主要手段。药物疗法虽不是中医领域中的全部，但是在其中占有非常重要的地位。临床治疗疾病，还采用针、灸、火罐等理学疗法，导引等体育疗法及手术治疗等，各种疗法均有各自独特的疗效和适用范围。"单味药物是药物疗法最初的主要表达形式，而随着临床用药经验的积累，逐步发展成复合方剂。"

①方剂组合药性：基于临床用药由简到繁的复杂变化，文章从理论上提出，"方剂的应用，已不仅是使用单味药物的独特性能，还进一步使用了药物与药物间互相助长、互相抑制的药理作用，得以充分发挥药物的疗效，并全面照顾到全身症状，以适应证候群的变化规律"。方剂学的合成与应用，标志着医学发展过程中的进步。文章以徐灵胎《医学源流论》"制方以调剂之，或用以专攻，或用以兼治，或相辅者，或相反者，或相用者，或相制者，或方之既成，能使药各全其性，亦能使其各失其性"为依据，阐述药物与药物组合成方后，其间增效互助，或存效互补，或拮抗减毒抑副，由此形成了"方剂药性"，使之更能"全面照顾病情"的学术观点。

②识药性之专能，合君臣之配偶：文章按照方剂源流、方剂分类、方剂剂型、方剂的组成及药物配伍关系四大模块依次进行了系统、深入的讨论。方剂源流所考证的内容，为其后方剂学的发展简史提供了重要参考。文中以本草文献及经典著作为依据，指出"方剂的发明与汤液的应用当有密切的关系"。早期的方剂，始于东周一代。此后方术渐兴，有禁方、经方、精方之称，以示神秘珍贵。《素问·至真要大论》中记载："主病之谓君，佐君之谓臣，应臣之谓使，非上下三品之谓也。"明确指出了方剂君、臣、佐、使的基本内涵，并规定了君、臣、佐、使的配方原则，为徐灵胎提出的"识药性之专能""合君臣之配偶"学术观点奠定了理论基础。

（2）主张以方剂功效（治法）分类的认识观

历代方剂的分类方式不统一，如有根据治法分类，也有以疾病分类等，文章针对这些不一致现象，列举实例，提出并阐明了按功效分类的合理性。

论文按照历史先后顺序，分述方剂分类方法，尤其对将方剂分为"七方""十剂"类别持有异议。文章指出："但究之实际，则七方创自《内经》和十剂出于药对的说法，是有问题的，并且就分类方法来看，亦不无可议之处。"

①质疑"七方"阐释：文章指出所谓"七方"，即大、小、缓、急、奇、偶、复（或作重，创自《内经》）。文章总结前人认识，分别对七方中每种类型含义分别进行了阐释。

"大方"其说有二：其一，病有兼证而邪不专，不可以一二味治之，宜君一臣三佐九之类。其二，治肾肝在下而远者，宜分量多而顿服者。

"小方"其说有二：其一，病无兼证，可以君一臣二的小方治之。其二，心肺及在上之病，宜分量少而频频少服者。

"缓方"其说有五：其一，有甘以缓之的缓方，如蜜与甘草之类，取其恋膈。其二，有丸以缓之的缓方，以其药力比汤散宜行迟。其三，有品味众多的缓方，使方药互相拘制，不得各骋其性。其四，有无毒治病的缓方，以无毒则性纯功缓也。其五，有气味俱薄的缓方，气味薄则长于补上治上，至下药力已衰。

"急方"其说有四：其一，有急病急攻的急方。其二，有汤散荡涤的急方，取其易散而施功速。其三，有毒药的急方，取其上涌下泻，以夺病势。其四，有气味俱厚的急方，气味厚者直趋于下而力不衰。

"奇方"其说有二：其一，有独用一物的奇方，即古之单行之方。其二，有合于奇数的奇方，如一三五七九等数，或君一臣二，或君二臣三，这类方剂宜下不宜汗。

"偶方"其说有二：其一，有两味药相配的偶方，病在上而近者宜之。其二，有合于偶数的偶方，如二四六八十等数，或君二臣四，或君四臣六，这类方剂宜汗不宜下。

"复方"其说有三：其一，有由一方加味的复方。其二，有各药分量匀齐的复方。其三，有二方至数方和合的复方。

依据上述各方内容，凌先生认为，七方从概念上看有悖于治法之道，应当属于方剂的七种用法，而非治法。他在文中指出：除去缓、急、和重方，《内经》所提出的，就只有大、小、奇、偶四种方剂了。而奇数和偶数属于数术之学，与医学相去甚远，是以《内经》所说，本少精义，只是提出了简单的方剂类型，也可以看作最早的方类吧。而成无己据而倡"制方体用"分七方十剂之说，后世乃谓'七方'出自《内经》，且以此来例仲景之方，可是仲景的学术是朴实的，若以这种无当实际的分类来相附会，就显得有些不伦不类了。即不赞同该种分类及部分阐释。

（3）考证"十剂"出处

"十剂"即指宣、通、补、泄、轻、重、涩、滑、燥、湿。基于历代对"十剂"的出处存有争议的现状，文章引经据典，予以考证。因《药对》与《本草拾遗》均已亡失，无从核查原书，故作者依据《证类本草》进行了考证。文章指出：查见掌禹锡等在"序例"中有如下的记载："臣禹锡等谨按徐之才《药对》、孙思邈《千金要方》、陈藏器《本草拾遗·序例》如后……"后面首节所引的"夫众病积聚，皆起于虚也……"与《千金要方》卷一"处方"章内所引《药对》的原文悉同，第二节至第十二节则悉见于《千金要方》卷一"合和"章内，为《千金要方》本文，第十二节"丸用钟乳等诸石……令极细"以下皆为《千金要方》所无，即丹波氏认为系自陈藏器者；若再从掌禹锡等在"序例"中所述引用各书的秩序来看，始而《药对》，继则《千金要方》，最后出于《本草拾遗》，丹波氏的看法是可信的。

　　文章订正李时珍记载中的舛误，认为"十剂"之说也是自成无己始，丹波元坚曾经指出这十个字原是唐陈藏器《本草拾遗》里用来分类解释药物性能的。陈氏所说，原为解释药性而设，后来宋代的《圣济经》添入"剂"字，并谓："凡此十者，治病之成法也。"成无己据此而称之为"十剂"，《本草纲目》复误掌禹锡等所引首节《药对》原文为陈藏器，反以陈氏原文为《药对》，以致后之学者，昔谓北齐徐之才首创十剂，张冠李戴，延误至今。

　　陈藏器"十剂"内涵是用以概括药性的。依据陈氏原文，从《证类本草·序例》里还可以找到："诸药有宣、通、补、泄、轻、重、涩、滑、燥、湿；此十种者，是药之大体，而《本经》都不言之，后人亦所未述，遂令稠和锡丸，有昧于此者。"陈氏所谓十种药的大体，即指宣可去壅、通可去滞、补可去弱、泄可去闭、轻可去实、重可去怯、涩可去脱、滑可去着、燥可去湿、湿可去枯。将药物按其功效属性的分类方式在当时具有一定意义，但后世不断递增、画蛇添足的繁杂分类是错误的。如寇宗奭补"寒、热"二剂，缪仲淳复增"升、降"二剂，徐思鹤又添入"调和""解利"等并为二十四方，刘河间亦立"轻清""暑火"等为十八剂。针对其中的"宣可去壅，即姜、橘之属是也"，文章中认为原本与方剂分类无关，表达的是药性。

　　文章以日本丹波元坚在《药治通义》中指出的"方之为言，道也，所以示修治调剂之道也，是以谓治有缓急则可，谓方有缓急则恐不可也"为据，再通过考证《证类本草》指出，"十剂"分类，"始而《药对》（北齐·徐之才），继则《千金》（唐·孙思邈），最后当然是出于《本草拾遗》（唐·陈藏器）了"，并纠正了《本草纲目》记载中的错误，体现了凌一揆先生"求真"的学术态度。

　　③古方八阵分类：明代张景岳依据方剂的主治功效将其分列八类，即八种治法，包括：补阵（注：存亡之几，几在根本，元气既亏，不补将何以复，故方有补阵）；和阵（注：病有在虚实气血之间，补之不可，攻之又不可者，欲得其平，须从缓治，故方有和阵）；攻阵（注：邪固疾深，势如强寇，速宜伐之，不可缓也，故方有攻阵）；散阵（注：邪在肌表，当逐于外，拒之不早，病必日深，故方有散阵）；寒阵（注：阳亢伤阴，阴竭则死，或去其火，或壮其水，故方有寒阵）；热阵（注：阴极亡阳，阳尽则毙，或祛其寒，或助其火，故方有热阵）；固阵（元气既伤，虚而且滑，漏泄日甚，不尽不已，故方有固阵）；因阵（注：病有相同，

治有相类，因证用方，亦有不必移易者，故方有因阵）。末附四方，谓："其有未尽者，如妇人有经脉胎产之异，小儿有养育惊疳之异，痘症有出没变化之异，外科有经脏表里之异，随机应变，治有不同。"

凌一揆先生认为，"因证用方"显然是一种使用方剂的方法，不得列为方剂的一个种类，"因证用方"也就是随证用方的意思，前七阵也属此列，故认为该种分类方法亦不妥。"张景岳八阵不足，复以自制或改订前人的处方，另立新方八阵，这种分类法，仍不免失于简略，未尽妥善。"又指出："而末后附列四方，则是疾病类属有所不同，既然八阵是以方剂的性能来区分，两者就不能混同，所以，张氏的分类法，也是值得斟酌的。"

④赞同功能分类：清代汪讱庵所著《医方集解》的分类主要有"补养之剂、发表之剂、涌吐之剂、攻里之剂、表里之剂、和解之剂、理气之剂、理血之剂、祛风之剂、祛寒之剂、清暑之剂、利湿之剂、润燥之剂、泻火之剂、除痰之剂、消导之剂、收涩之剂、杀虫之剂、明目之剂、痈疡之剂、经产之剂"等 21 类，末附救急之方。

通过对历代方剂分类方法的梳理，文章总结指出："综观以上所述，各种分类方法，互有得失，它们各自反映了不同时期医学发展的历史条件，从历史的眼光来看，它们还是具有一定的进步意义的。不过今后在这基础上更获得进一步的改进，这是必要的，一定也是可能的。"凌一揆先生站在历史的高度，公正评价各种分类方法的意义，基本赞同清代的分类。当今的《方剂学》教材，也大致沿袭清代的分类方式，按功效（治法）进行分类。

（4）强调正确理解方剂君臣佐使配方原则

文章最后对方剂的组成及药物配伍关系进行了论述，指出："中医学术中贯穿着一个最基本的观念，就是机体本身的整体关系及与外环境的统一性，这是中医方剂一般是指由两味以上药物组成的处方，几味药配伍在一起，所发生的变化是复杂的。正如徐灵胎所说：'能使药各全其性，亦能使药各失其性。'因此，处方必须要有法度和规律，必须熟习药物的配伍关系。"关于"君臣佐使"配方原则，古代本草文献中涉及的君臣佐使概念与《黄帝内经》中提到的君臣佐使概念有很大差异。如《神农本草经》将药物按照上、中、下三品分类，并与君、臣、佐、使等词语联系，以别其尊卑贵贱。凌先生认为："君"药者，不论配在任何方剂，用于任何病证，永远都是"君药"，这种恒定不移的君臣佐使是脱离了治疗观点的，与方剂学上的君臣佐使毫无相同之处。《素问·至真要大论》指出："帝曰：方制君臣，何谓也？岐伯曰：主病之谓君，佐君之谓臣，应臣之谓使，非上下三品之谓也。"又言："君一臣二，制之小也；君一臣三佐五，制之中也；君一臣三佐九，制之大也。"这才是"方剂的君臣佐使"本意，文章从方制君臣佐使各药比例举例说明，其为早期立方法度，为方剂学理论的发展奠定了基础，并"从实践中丰富了它的内容而逐渐使之具体化"。

（5）"引经"自有新说而非"使"药之意

文章不赞同"使"药有"引经"之意，也不赞同"引经报使"，即引治病药物直接达于病所之说。凌先生指出："自张洁古盛倡所谓'引经报使'之说，以后医家多有尊信其说者，如何柏斋《医学管见解》说'使'字的含义，说为'使'的药能引经及引治病的药物达于病所；就不免流放'引经报使'的机械论的谬说了，这在药理上是难以令人信服的。"文章又指出：《黄帝内经》载"应臣之谓使"，当系指方剂中较为次要的药物，不必指"引经"而言。又引徐灵胎观点，指出："盖人之气血，无所不通，而药性之寒热温凉，有毒无毒，其性亦一定不移，入于人身，其功能亦无所不到，岂有其药只入某经之理？至张洁古辈每药注定云独入某经，皆属附会之谈，不足征也。"文章赞同徐灵胎观点，提出："各种药物，在治疗上皆有专长，这是对的，若必欲派定某些药专入某经，甚至能引其药到达病所，确是'附会之谈'，于理难通。有人解释桔梗在方剂中可为舟楫之剂，能载诸药上行，以达病所；牛膝性降，能引诸药下行。殊不知桔梗对气管有刺激性的祛痰作用，牛膝能促使腹腔充血，且经验上认为适于治腿膝部疾患，上行下行之义殆由此而来，引经之说，有何依据？要皆附会张洁古辈之说，实在未可为训。"

凌先生认为在一定历史条件下，对方剂配伍后形成的复杂配伍关系诞生了不少认知方式和学说。其欲表达的核心要义是，药物自身应当在处方中发挥理想作用，配伍后协同其他药物使效应更增，而并非某药本无此作用，但与其他药物同用后，才引领他药达到病所，故不赞同"引经"具有使药之说。在当今，有将"引经"学说引入药剂学的"靶向"制剂研究中，也反映出今人发挥了前人的用药理论。

（6）方剂配伍产生"七情"关系原理

任意两味以上的药物配合使用，所产生的配伍关系，前人用"七情"表达。文章结合现代药理和化学知识加以分析、阐释，较之既往本草文献，有很大进步。文中指出："临床立方遣药时，应当遵循相应配伍原则。即《神农本草经》论药物配伍关系云：'药有单行者，有相须者，有相使者，有相畏者，有相恶者，有相反者，有相杀者。凡此七情，合和视之，当用相须。'大抵'单行之药'，类皆有独特效能，用时可不必辅以他药，在方剂言，则多用于证候较单纯者。相须、相使，似即指药理的协同作用，即药物与药物间互相助长其疗效的作用。如知母与黄柏、附子与干姜、大黄与芒硝之类，皆有此作用。相畏、相杀、相恶，似为药物的拮抗作用，即其互相抑制其有害作用，或防药性过偏的意思，如十枣汤、葶苈大枣汤之用大枣，半夏之配生姜等皆为此义。相反者，大抵指配合起来发生化学变化，产生剧烈的毒理作用者，如本草十八反的药物是也。"文章总结性地指出："方剂中通常是好几种药乃至十多种药配伍，其间所发生的变化是复杂的，《本经》所提示的'七情'就是要我们在处方中去掌握这些可能有的变化。特别是要充分使用药物间的协同作用以扩大疗效，充分利用其拮抗作用以防止药性过偏发生副作用，并有效地适应证状复杂的疾病。还要密切注意药物间相反的作用，以防止发生毒害。不过药物配伍后所发生的化学变化，至今尚难明白，实有待于今后深入研究。"文章提出应借助化学、药理等研究手段，阐释方剂配伍原理。

（7）方药配合"性效取舍"论

文章对方剂中寒热药配伍后的原理进行分析，推崇日本丹波元坚的认知理论，引用丹波元坚所言："尝原寒热并用之义，凡药寒热温凉，性也；补泻汗吐，用也；但是凉泻、但是温补，即为性用兼取矣。攻补同用而治虚实相错，寒温并用而治冷热不调，亦即为性用兼取矣。有病但冷但热，而寒温并行者，是一取其性，一取其用，性用适和，自成一种方剂矣。大青龙汤则麻、桂得石膏之寒，专存外发之用；石膏得麻黄之发以达肌腠，故相借凉散表热，是麻、桂取用，而石膏取性也。大黄附子汤则大黄得附子、细辛，但存荡涤之用，相借以逐实寒，是附子、细辛取性，而大黄取用。如桂枝加大黄汤，其揆一也？"文章阐明了药物配伍的复杂关系，并指出具有不同性质的药物各自发挥本身的作用，并用于"虚实相错""寒热不调"之证，借其对生理病理的调节转机而促使症状解除，疾病向愈；同时，有些药又有互相拮抗的作用，可防止药性过偏，以收万全之效。依据文章之意，可以理解为单味药物具有其自身的寒热属性，经配伍以后，药物之间相互作用，或制约其药性层面的过偏，或针对病、证、症保留其应有的功效，故有或取其性，或取其用，或性用兼取之说。

（8）方剂组合当遵循辨证施治规律

凌一揆先生指出："方剂组合上的规律性与临证应用上的灵活性，这是中医随证疗法的基本特点。一个没有重点和层次，头痛医头、脚痛医脚的处方，只是一些药物的堆砌，在治病时是难期必效的。但若执方治病，不区别病的新久、体质的强弱和发病原因的不同，虽同一疾病，也是难于取效的。"

①组方当重视辨证施治：凌一揆先生特别强调"方剂的配伍关系和临床活用等知识"，即是中医学整体观念、随证治疗、辨证论治的特点，从多个角度阐发了方剂配伍理论及其复杂关系。

关于中药寒热配伍，先生指导硕士研究生发表的《中药寒热并用机理初探》文中指出：针对其作用机理，"为适应复杂的病情，需要在辨证施治的时候，充分了解人体所处的病理状态，对寒热并见证应当确定具体部位，以选择针对性强且又能全面兼顾的药物进行配伍。同时还当注意药物的寒热之性与功用的关系，便于准确地组方，以提高临床疗效，避免不良反应的发生。切勿随心所欲，将寒性药与热性药杂凑组合"。再次表达了导师凌先生的学术思想，提示方剂的组合当遵循辨证施治规律，也要关注中药的药性，而不能随意选药拼凑成方。

②组方强调整体观：中医理论尤其强调机体本身的整体性及与外环境的统一性，这是中医病理学及治疗学基础，由此而形成的治疗法则是整体医疗。所谓随证用药原则，即指随证候的表现与发展，选择与证候相适应的治疗方法。所以，中医的药物疗法主要是调整机能的疗法。尽管在中医医疗体系中也有对因治疗方法，但这一疗法的应用，也往往建立在随证治疗的基础之上。

文章中专门指出：特效药的应用在中医临床并不被特别强调，如常山为有名的抗疟药，但并不以之而泛用于各种类型疟疾；黄芩已知有降血压作用，但并不泛用于一切高血压。应用这些药，也必随证候群的变化和体质的差异、四时变化及疾病之新久等情况，相应地配伍必要的其他药物。随证疗法最大的一个特点就是应用上的机动性，所以方剂就成为这一疗法实践的具体形式。可见，凌一揆先生自始至终强调整体观、辨证施治在组方中的重要性。

（9）主张方剂的剂型改革

凌一揆先生强调提高和改革剂型以便于临床使用。文章对方剂的剂型进行了较为系统的总结。从历史角度，对方剂剂型的起源进行评述，指出两千多年前就有多种剂型。酒剂是最早使用的剂型，如夏禹时期"仪狄作酒"，"汤液"始于周代，"膏、饮、丹、丸"见于《黄帝内经》。《神农本草经》指出："药性有宜丸者、宜散者、宜水煮者、宜酒渍者、宜煎膏者，又有一物兼宜者，亦有不可入汤酒者，并随药性，不得违越。"《神农本草经》作为药学专著，较为系统地指出了药物剂型有酒剂、丸、散、水煎、膏、丹等，总结了方剂有多种不同的剂型，且各有不同特点，以适应临床治疗的需要。文章指出，除上述剂型外，还有眼药、坐药、药线等，并逐一对各剂型的特点分别进行了阐述，同时也指出方剂现有剂型中还存在一些问题。

①汤剂和膏剂存在不便和溶解度等问题：汤剂和膏剂煎服既不便利，而且同一处方内各种药物的溶解度不同，若混合煎煮一定的时间，可能有些挥发性的成分也已消失，而另一些难溶解的成分则溶解不全。虽然今人知道有些药物该先煮，有些该后下，但对于加热的时间、用水的比例、热度的调节缺乏精确的控制，难免影响药物的疗效。

②丸剂和散剂存在难消化和难保存等问题：虽然在服法上丸剂和散剂相对便利，但粗制的药物含纤维和杂质甚多，不仅消化吸收困难，而且体积较大，仍不便于携带和贮存。

③酒浸不适宜部分人群：药酒中因有酒精，故不适于小儿及忌用酒的患者。

④粗制药品剂量等缺乏控制标准：粗制药品"剂量的控制，漫无标准"。

基于上述现状，凌一揆先生建议："应当从前人经验的基础上不断地提高和改进，使中药的使用更加便利而有效。"这种学术观点始终贯穿于科研实践，也是其后凌一揆先生将多个古方开发为便于临床使用的口服液的重要依据所在。这些学术观点，还纳入于 1957 年先生主编的《中药学讲义》绪论之中。

3. 中药配伍理论研究

中药配伍理论是中药学的重要理论之一。凡根据病情需要，按一定用药法则，将两味以上的药物组合使用，谓之中药的配伍。硕士研究生文昌凡受凌一揆先生独撰的《方剂概说》学术思想的影响，并在导师指导下进行中药配伍理论的研究，撰写了《试论中药配伍》；硕士研究生王建在凌一揆先生和雷载权先生的共同指导下完成了《试论中药寒热配伍》；硕士研究生张晓春在凌一揆、雷载权、刘继林三位导师的共同指导下，专门对中药反佐配伍进行了研究，撰写了《中药反佐配伍初探》。

（1）中药配伍研究

中药配伍是中医治病的主要形式，正确掌握和运用配伍原则和规律，对指导临床具有重要意义。

1978～1980年，硕士研究生文昌凡在凌一揆导师指导下，开展了中药配伍研究，完成了《试论中药配伍》学位论文（1980年成都中医学院硕士研究生毕业论文）。该论文从配伍的发展、配伍的目的和意义、配伍原则三大方面进行了论述，其中很多学术观点均吸收了导师的《方剂概说》文章中的精华。

①配伍理论的形成与发展：事物的发展总是由简单到复杂、由低级到高级，药物的使用也是如此。最初，古人采用单味药物治病，如《山海经》记载："杜衡……食之已瘿。"随着时代的发展，单味药物不能满足治疗疾病的需求，便有了药与药之间的配合应用。先秦时期《五十二病方》载药240种，载方280首，如黄芩合甘草治痉、辛夷合甘草治诸伤等，系药方均含的一本古籍。

秦汉时期《黄帝内经》记述了方剂"君臣佐使"配伍原则，并载13首方。东汉时期《治百病方》载方30余首，药物近100味，组方所含药物少则2～3味，多达15味，呈配伍药味逐渐增多、配伍关系渐进复杂趋势。东汉末年药学专著《神农本草经》除记载了四气、五味、效用、制剂、使用等药学理论外，首次将药物配合总结为"七情"。同时，张仲景创辨证施治原则，并将其用于临床实践，载方300余首，涉及药物200余种，组方少而不略、多而不杂，法度严谨，素有"经方"之称，诸多方剂迄今依然常用。北齐徐之才的《药对》指出："以众药品名，君臣、毒性、相反及所主疾病，分类记之。"唐代杜善方的《本草性事类》除将药物按类解释外，还"附以诸药制使，畏恶、相反、相宜、解毒"。明代李时珍的《本草纲目》较详细地论述了"七情"，在第二卷列出"相须相使相畏相恶诸药"篇和"相反诸药"篇，记述了药物的禁宜变化。清代医家严西亭等所著的《得配本草》对配伍后药性改变及"得一药而配数药，一药收数药之功，配数药治数病"的配伍机制进行了论述，为后世研究和探讨配伍规律奠定了理论基础。

②配伍的目的与意义：药物配伍既要符合辨证施治需要，又要利用药物间的相互关系充分发挥治疗作用，兼顾病与药，论文从以上两方面进行了阐述。

第一是辨证施治需要：疾病表现十分复杂，由于患者个体体质、禀赋、性情、年龄、性别、生活环境、气候条件等差异，常常出现合病、并病、数病相兼，或一种病出现多种症状等复杂状态。即使一药具有多效，通常也难以适应复杂病情的需要，故需要配伍。如徐灵胎所言："若病兼数症，则必合数药而成方。"中药通过配伍体现了治法。治法基于辨证论治、立法、处方、用药，"治法最为重要"。该论文提出治法"上联病证，下联方药，上以适应病情，下以指导用药，为配伍的方向"的学术观，赞同"方从法定，以法统方"的学术思想。配伍服从治法，治法又通过方药体现，既不能有法无方，也不能有方无法，理法方药必须一线贯穿。对此，论文列举张仲景的大承气汤予以分析阐释。

第二是充分发挥药物作用：药物配伍后相互作用，其间会发生复杂变化。合理配伍可扬长避短，利用相互作用，充分发挥药物效能。

其一，提高药物的临床疗效，如"药有个性之专长，方有合群之妙用"。数药经合理配伍后，可起到单味药达不到的作用，或增强疗效，或产生新物质呈现新功效。论文举早期科研文献报道全蝎与蜈蚣配伍而成的止痉散，合用1g（全蝎0.5g，蜈蚣0.5g）有显著对抗卡地阿佐所致小鼠惊厥的作用；分别用1g，全蝎无效；分别用0.5g，全然无效。提示全蝎、蜈蚣配伍，二者效应增加。再举清热解毒、利咽止痛六神丸，其中麝香、牛黄、蟾酥、雄黄、珍珠、龙脑六味药分别单独使用均无显著作用，六药配合后，疗效显著增加等。

其二，减小或消除药物的毒副作用，是临床配伍用药期望达到的主要目的之一。如徐灵胎指出："若皆以单方治之，则药性专而无制，偏而不醇，有利必有害。"单味药尤其是有毒药总是利弊参半，常伴随产生与治疗目的无关的副作用。多数药物配伍，可调其偏，纠其弊，制其毒，减小或消除毒副作用。再如缪希雍所言："合众药之所长，而又善护其所短，乃能苏调燮而起沉疴，其在良医善知药性，剂量无差，庶得以参互旁通，彼此兼济，以尽其才，而无乖刺败坏之弊矣。"

论文举常山配槟榔，既能增强截疟之效，槟榔又可制约常山催吐副作用。另外，对于苦寒伐胃、滋腻碍胃、温燥伤阴等药性弊端，以及虚不受补等体质因素，通过配伍，可顾护胃气，维护正气，补而不滞，温而不燥，消除不利因素，充分发挥药效。

论文在阐述配伍原理时指出，药物配伍后提高了疗效，可各减其剂量便能获效，毒性药物的剂量减小，毒副作用必然减轻。中药多系生药，内含多种成分，药物疗效相同，其毒副作用并不一定相同。临床用药通过多味小量的配伍，毒性作用不至于集中于某一部分，又可相对减少对人体的危害，确保用药安全。文中举仙桃丸中用毒性大的川乌配威灵仙，能提高温经散寒，除湿止痛功效，减小用量，降低毒性，保证用药安全。又举驱虫药苦楝皮、鹤虱、胡粉，均能杀虫又均具毒性，但所含成分不同，毒性反应也不一致，三药配用（化虫丸）能提高杀虫功效，毒副反应也不突出，因而减弱了毒性。论文又指出：对苦寒伐胃、滋阴碍脾、温燥伤阴之药，以及虚不受补之人，通过配伍，亦可顾护脾胃，维护正气，补而不滞，温而不燥，消除不利因素，充分发挥疗效。

第三是避免药物产生耐药性：中药在临床上的使用有数千年历史，很少产生耐药性，很大程度上得益于配伍使用。通过配伍，中药可长期有效地治疗疾病，避免耐药性的发生。论文举黄连素配连翘油，抑制金黄色葡萄球菌，不但不产生耐药性，而且比单用黄连的疗效强 6 倍，还可更好发挥多种功用。

第四是更好地发挥药物的多种功用：单味中药具有多种功能，在治疗中可通过不同配伍，发挥和增强所需要的治疗作用，以治疗不同病证。正如《得配本草》所载："药独入一经，以治一病，亦随佐使而治百病。今着配偶于主治之后，使知寒热攻补，变化无穷，苟能触类旁通，运用自然入妙。"论文以麻黄为例，麻黄具有发汗解表、宣肺平喘、利水消肿三大功效，若配伍不同，其作用点也不同。若与温阳发散的桂枝配伍（如麻黄汤），麻黄发散风寒功效更增，主治外感风寒表实无汗证；麻黄汤减去桂枝，变成三拗汤，显示平喘止咳功能；再增入石膏为麻杏石甘汤，主治肺热咳喘证；与石膏、白术配伍（越婢加术汤），以利水消肿，主治风水水肿。这些均阐明中药配伍加减变化，其主治病证也随之发生变化。近代药理研究认为，麻黄含麻黄碱、伪麻黄碱、挥发油。麻黄碱对支气管平滑肌有明显兴奋松弛作用，尤其对支气管痉挛效果更显著，可能是麻黄平喘的主要物质基础。挥发油具有发汗、抑制流感病毒作用，可能与麻黄治疗外感风寒所致恶寒发热、表实无汗有关。伪麻黄碱有利尿作用，可能是麻黄治疗肺失通调引起水肿的物质基础。论文总结提示："麻黄具有的多种功能和他的多种成分有关，不同配伍，体现了不同功效。"

③中药配伍的基本原则：中药配伍并非简单的拼凑，而是按照一定的规律、一定的法则来组方；需符合辨证施治需求，切中病情，全面兼顾，提高和增强疗效，协调药物药性，减少不良反应；根据病情，照顾人体生理病理特点，利用药物间相互作用进行配伍。

第一是依据病情按主辅佐使配伍：病情复杂，但有主有次，临床用药要全面照顾，有组织地配伍，前人将其总结为"君臣佐使"，并分别对君臣佐使，亦即主辅佐使的含义进行了阐释。主辅佐使是依据疾病的病情而定，在辨证施治前提下，找出主要矛盾和次要矛盾的各个方面，灵活组方。中药配伍中，主辅佐使药的剂量改变，配伍关系也将发生改变。论文同时也提出，主辅佐使四部分药物，根据病情，不一定完全俱备，有主辅二者的，有主辅三者的，也有四者俱备，甚至每部分都用多味药物来加强作用。但不论药味的多少，都是有主有次地组成一个统一整体，既有明确分工，又有明确配合，协调一致，发挥综合作用，共达治病目的。

第二是依据生理病理特点配伍：论文指出，"中药治病在于补偏救弊，协调阴阳，恢复正常平衡"。并依据中医对人体生理病理及病机变化特点的认识，列举具有代表性的方药，从补阴药与补阳药配伍，扶正药与祛邪药配伍（攻补并重），气药与血药配伍（补气药与补血药、行气药与活血药、补气药与活血药、补气药与止血药配伍）、升浮药与沉降药配伍、寒性药与热性药配伍（寒热并用、寒热反佐、寒热药取性存用配伍）等方面分别进行了详尽论述。

第三是利用药物"七情"进行配伍：论文在该方面的论述与导师凌先生《方剂概说》中的观点颇为相似。除单行（单味药物治病）外，将其余六种配伍关系总结为协同、相制、拮抗、毒性几个方面。

其一协同配伍：将性能功效有某方面共性的药物组合起来，发挥药物的协同作用，使其相得益彰，彼此促进，取长补短，提高和增强药物疗效。此即"相须相使"配伍。论文作者赞同李时珍的观点，将相须相使的概念以同类与否予以区别。

同类药物的协同：指同类药物，功效相同，作用一致，配伍后可增强药效，并列举麻黄配桂枝、石膏配知母、金银花配连翘、乳香配没药、人参配黄芪等。此即"相须"配伍。

不同类药物的协同：不同类药物，各有其作用特点，通过配伍，相互合作，互相补充，亦可起到协同作用。配伍时往往有主有从，相辅相成，辅药协助主药发挥作用，提高主药疗效。论文列举了补气药黄芪与利水渗湿药茯苓配伍、清热燥湿药黄柏与芳香化湿药苍术配伍等。此即"相使"配伍。论文中不少概念及实例，均不同程度纳入了当今的《中药学》教材之中。

其二相制配伍：即"相畏相杀"，实际上是一种配伍的两个方面。通过药物的相制作用，制其药物毒性，以消除药物毒副反应。论文举生姜制约生半夏毒，大枣制约甘遂、京大戟、芫花，豆豉制约砒霜之毒，绿豆制约斑蝥之毒等例予以说明。

其三配伍禁忌：即含"相恶相反"。凡配伍后产生拮抗反应，能降低原有药物的疗效，以及配伍后产生强烈副作用或剧烈毒性，均应列为配伍禁忌。论文指出，相恶属于拮抗作用，相反属于毒性作用，这是沿袭了导师凌先生的观点。论文还指出，元代医家李东垣将相反配伍总结为"十八反"，将相恶总结为"十九畏"，用"畏"代替了"恶"。

针对配伍原则，论文指出："这几种配伍原则，是从不同的角度，针对的不同情况，各有侧重。运用时需全面照顾，综合利用。如利用主辅佐使的配伍，均可利于药物的相须相使的协同作用，以提高疗效。佐药又可利用相畏相杀的制约配伍关系，以减小药物的毒副作用。为了防止不利因素的发生，均应避免相恶相反的拮抗和毒性作用。总之，针对病情，充分发挥药物的治病效能。"

论文最后总结性地提出：首先，中药配伍是中医在治疗疾病过程中产生的用药方法，是中药应用的主要形式。医家在长期的医疗过程中，通过不断实践，将其升华为理论，反过来理论又指导临床实践。对中药配伍理论的整理和研究，有助于提高中药的临床治疗效果，发展中药理论，促进中西医结合。其次，辨证施治是中医诊治疾病的基本方法，药物使用要能适应辨证立法的需求，只有配伍，通过"主辅佐使"的组织，才能体现治法，切中病情，兼顾各方面。第三，"七情"是药物之间出现的不同反应，临床上应利用相须相使的协同配伍、相畏相杀的相制配伍，以增强疗效，减小或消除毒性，避免相恶相反的拮抗和毒性作用，防止不利因素产生。第四，中药学是中医学的重要组成部分，中药的应用，受中医基础理论的指导。现代科学对中药的研究，应注意中医基础理论和中药应用的特点。论文最后引木村正康所言："忽视了中药的特点和中医用药的理论基础，都很难找到真正有价值的途径。"

中药配伍是临床应用的主要形式，研究配伍理论，为指导临床安全、有效、合理用药有着重要的学术意义。该论文的很多观点，不同程度地反映了凌一揆先生方药配伍理论的学术思想，值得学习。

（2）中药"寒热配伍"研究

1982～1984年，硕士研究生王建在凌一揆导师指导下，开展了中药寒热配伍的研究，完成了《试论中药寒热配伍》学位论文（1984年成都中医学院硕士研究生毕业论文）。基于凌一揆先生的学术思想，论文重点从药性寒热的含义与功用的关系、寒热药配伍的目的、寒热药配伍的特点、寒热药配伍的作用原理4个部分进行了论述。

①药性寒热的含义与功用的关系：作者引丹波元坚所言"凡药寒热温凉，性也；补泻吐泻，用也"，从药性与功用是否同步两个方面进行分析。

其一是寒热之性与功用同步：论文指出，药物的功用是指药物对人体产生的临床效应。药性的寒热与药物功用有着密切的关系，可以说某药物的功用即是通过其寒性或热性体现的。如附子、干姜通过温热之性来发挥温阳散寒作用，石膏性寒以泄热除烦等，其性用完全统一。

其二是寒热之性与功用不同步：因一味药具有多种功用，其寒性或热性只能概括其中某种功用，而有的功用单凭药性难以概括。如大黄，其泻热通便的功用可以用寒性概括，但活血化瘀功效则难以寒性概括。又如当归，其活血化瘀的功用与温性有关，但润肠通便之功则与温性关系不大。论文指出：单凭药物的寒性或热性难以全面认识药物功用，故需与五味、归经、升降浮沉等结合，方能较完整地认识药物的功用。

②寒热药配伍的目的：中药配伍组方，绝非任意凑合，而是有明确的针对性，并有一定的规律。寒热药配伍也是如此，概括而言，有以下几方面。

第一是治疗寒热错杂证：疾病受到人体内外因素的影响，其发生、发展、变化极其复杂。由于患者个体差异，感受邪气不同，易出现寒热错杂证。其表现形式因感受部位和受损脏腑不同而各不一致，临床常见表寒里热、上热下寒、寒热互结于脾胃、胃寒肠热、蛔厥等寒热错杂证。针对寒热错杂证，若单用寒性药，只能除去热证，而不能治疗寒证；单用温性药，治其寒而热证仍不解。故当选适合病情的寒性药与热性药配伍，利用药物间的相互作用，充分发挥药物疗效，方能达到寒热并除的目的。论文引何梦瑶所言："有寒热并用者，因其人寒热之邪夹杂于内，不得不用寒热夹杂之剂，古人每多如此。"以此说明治疗寒热错杂证是寒热药配伍使用的主要依据所在。

第二是增强疗效、矫正偏性：寒热配伍之方不仅仅用于寒热错杂证。当病情比较单一，或寒或热，寒热配伍则多是注重药物的功用或药性之间的相互作用，以增进药效、矫正药物之性为目的。故在主治目的方面，有别于治疗寒热错杂证。正如丹波元坚在其撰著的《药治通义》中所言："有病但冷但热，而寒热并行者，是一取其性，一取其用，性用适合，制成一种方剂矣。"

增强疗效：论文列举性寒之大黄与性温之当归配伍，治疗瘀血所致之证。二者药性虽然不同，但在活血化瘀方面的功效一致，配伍后可增强疗效。

矫正偏性：在治疗某一种病证时，所用药物之性过偏，非但不能达到理想的治疗目的，反而会引起不良反应，故在配伍过程中可有意识地选择与该药药性相反的药，以矫正其偏颇。论文列举四生丸凉血止血，用于血热所致出血证。方用生荷叶、生柏叶、生地黄等凉血止血，配生艾叶既取其止血之用，又取其温性以防寒凉太过而致血止留瘀之弊。

③寒热药配伍的特点：寒热药配伍制成方剂，有一定的规律，呈现出有固定的寒热配伍药对，并多与苦、辛味相关。

第一是具有相对固定的寒热配伍药对：药对是方剂中一种相对稳定的组方单位，两种药物经常配伍使用，以提高疗效，减少不良反应，全面照顾以适应复杂多变的病情，为临床所习用。其结构简单，但具备了复方的基本特点。在众多的寒热配伍方剂中，可找到由某种寒性药与某种热性药配伍所形成的相对固定配伍的药对。

论文总结和列举了临床常见寒热配伍药对，如麻黄配石膏、桂枝配大黄、黄芩配半夏、黄芩配生姜、黄连配干姜、黄连配吴茱萸、黄连配厚朴、黄连配肉桂、黄连配紫苏叶、大黄配当归、栀子配干姜、川楝子（金铃子）配吴茱萸、川楝子配延胡索等。这些固定用典型的寒性药与典型的热性药配伍所组成的寒热配伍药对，认为并非随意堆砌，而是通过，临床反复实践，精心推敲，总结而得，并相沿习用，行之有效，故当予以继承、整理和研究。

第二是寒热配伍多与五味苦辛有关：论文指出"药之中，有性亦有味。药物的味，也是某种功用的概括"。举例说明众多的寒热配方中，寒性药如大黄、黄连、黄芩、栀子、川楝子等多为苦味，温性药麻黄、桂枝、附子、干姜、生姜、吴茱萸等多为辛味。

④寒热药配伍的作用原理：论文重点探讨了寒性药与热性药配伍后，两种相反药性的作用原理，如是否相互抑制、在何种情况下相互抑制、在何种情况下又不相抑制，以及两者又是通过何种路径发挥疗效的，进而探寻了寒热配伍的作用机制。文中指出：一般而言，药物配伍后，仍然具有单味药所固有的选择性（归经）这一特点。

第一是寒热药配伍对人体病位具有选择性作用：药物对机体某部位的选择性作用，是药物发挥特定效应的基础。金元时期张元素认为：取药性之长，各归其经，则力专效宏，疗效更著，并提出归经之说，并表达了一药可归多经。药物配伍后，仍然具有单味药固有的选择性作用特点。

当寒性药与热性药配伍后，可能呈现两者分别选择性地作用于人体不同部位，也可同时作用于人体的某一部位，但其发挥的治疗效应及寒热药性之间的相互作用则各不一致。

其一，寒热药配伍作用于人体不同部位而性用各归其所：其关键在于当中药的"寒热药性"若与"功效"同步时，通常发挥"寒者热之，热者寒之"的治疗效应，"寒热配伍，并行不悖，各归其所而治之，并不互相抵消"。换而言之，即指寒性药与热性药配伍，可针对人体不同部位的寒热并见证，如表寒里热、上热下寒、脾胃寒热互结和厥阴蛔厥的寒热错杂等证。这些证候中，使用寒热并用法的机制是：寒性药选择作用于某一部位，以消除该部位的热证；热性药选择作用于另一部位，以消除另一部位的寒证。寒能清热，温能散寒，药物的寒热之性及其功用并行不悖，各至病所而治之，其功用并不相互抵消。论文对治疗表寒里热的大青龙汤、桂枝加大黄汤、桂枝二越婢一汤、小青龙汤加石膏汤、九味羌活汤、黄连香薷饮等，治疗上寒下热的黄连汤、栀子干姜汤等，治疗脾胃寒热互结之半夏泻心汤，治疗厥阴蛔厥寒热错杂证的乌梅丸等多类寒热方药，进行了分析、阐释，认为应将药物选择性的作用部位（归经）与寒热药性结合，并强调"一药多效"与"药性功用是否同步"的复杂性有关。

其二，寒热药配伍作用于同一部位功用相同或相似：若针对单一病性，或寒热药性与所治病性无直接关系，配伍后，其寒热之性虽可相互制约，但另一层次上的功效并未抵消，反而可以增效。如治疗瘀血腹痛，恶露不尽等症，常用性寒之大黄与性温之当归配伍，共同针对肝经瘀血进行治疗，取当归活血化瘀之功，另取大黄攻逐瘀血之用。当疾病寒热属性不明显的情况下，当归与大黄的用量差别不大，配伍后其寒热之药性相互抑制，而两者在逐瘀方面的作用却显著增强。又如治疗呕吐常用性温之橘皮与性寒之竹茹配伍、治疗痛证常用性寒之川楝子与性温之延胡索配伍，均能收到协同增效的结果。

若药物归经相同、功用不同，仍能起到相辅相成，提高疗效，全面照顾病情之效，但需关注该药在处方中所居地位。若为主药，针对病机，其药性与疾病性质相反；而辅药之药性虽与主药不同，但因用量小于主药，其药性往往被主药抑制。论文列举麻杏石甘汤治肺热喘咳证，症见咳喘、汗出、口干渴等，引王泰林对该方的解释："用麻黄是开达肺气，不是发汗之谓。重用石膏急清肺热以存阴，热清喘定，汗即不出而阳亦不亡矣。"即方中石膏与麻黄同时作用于肺，前者用量大于后者，以针对肺热壅盛的病机；石膏之寒性制约麻黄之温性，麻黄辅助石膏清肺平喘。又如治疗寒积腹痛、便秘、畏寒、肢冷等症的大黄附子汤、黄土汤等，方中亦属寒热配伍，也体现相辅相成，证症标本兼顾。再如滋肾通关丸治热结下焦之癃闭、香连丸治疗湿热泻痢、金铃子散治疗心腹胁肋诸痛证等，亦属此意。

其三，寒热药配伍作用于同一部位而功用相反：当寒热药配伍针对同一部位病证而功用相反时，又以性为用，在用量悬殊的条件下，可能其某种功效会被抵消而失效（有减效之意）。论文列举李时珍之"生姜配黄芩"药对，指出："生姜与黄芩配伍，若分别作用于人体不同的部位，各自发挥不同的功用，则功效互不抵消。假设两者同时作用于相同的部位，则将是另一种结果。如黄芩性寒，具清泄肺热之功；生姜性温，有温肺散寒之用，两者性用相反。若同时用来治疗肺经疾病，则配伍后，黄芩的清泄肺热与生姜的温肺散寒作用部分抑制或相互抵消。因此，若在清泄肺热方中用黄芩，又配入有效用量相当的生姜，则势必使两种药物的药效丧失。在此种情况下，二者配伍即属相恶。"又列举黄连配吴茱萸之左金丸，治疗肝经火郁所引起的呕吐、泛酸、胁肋疼痛等症。性寒的黄连针对肝经火郁的病机进行治疗，直接和间接地清泻肝火；性温之吴茱萸则发挥其止痛、止呕之效。故方中黄连六倍于吴茱萸以针对病性病机。性寒的黄连又具凉胃作用，吴茱萸又有温胃散寒作用，两味药物作用于胃的性用均相反，黄连的凉胃与吴茱萸的温胃作用发生部分抑制，使黄连既针对病机，而又不致伤胃，吴茱萸既治兼症，又不致温燥，既全面照顾了病情，又消除了药物的副作用。可见，药物作用的抵消并非完全无益。利用这种配伍关系是为在某方面防止某药不良反应的发生，应当属于有利、积极的配伍方式，虽有减效"相恶"配伍关系之意，但其意义和目的不同。

论文又指出：若当临床上应用某些寒热药配伍无效时，则应当考虑是否属于这类情况。反之，如左金丸之类的寒、热药配伍，其作用机制是"相互制约而展其长"，既能全面兼顾病情，又可避免不良反应的发生，这正是临床上需要的，应当予以重视。

第二是同一寒热药对治疗多种病证的原理：论文指出，同一寒热药对，可在不同方中出现，随其主治目的，药物用量比例及与其配伍的药味的不同，可治疗多种形式的寒热错杂证，也可治疗多种病证。论文引徐灵胎《医学源流论·药物性情·同异论》所言："一药有一药之性情功效，某药能治某病，古方中用之以治某病，此显而易见者。然一药不止一方用之，他方用之亦效，何耶？盖药之功用，不止一端，在此方则取此长，在彼方则取彼长，真知其功效之实，自能曲中病情而得其力。"论文列举黄连与干姜药对，黄连汤治疗上寒下热证；驻车丸、姜连丸中，用于胃寒、肠热之下痢赤白，主治病证不一。又举桂枝与大黄药对，在桂枝加大黄汤中，桂枝辛温发汗解表，大黄之寒攻下在里的热邪并泻下通便，二者配伍，解表攻里，治疗表寒里热证；桃核承气汤中同是该药对，但桂枝功效在于温经通脉，而大黄则发挥其活血化瘀之效，二者配伍，治疗下焦蓄血证。麻黄与石膏配伍，在大青龙汤中，麻黄发汗解表，石膏清热泻火，二者配伍，用量相差不大，治疗表寒里热证；在麻杏石甘汤中，麻黄则宣肺平喘，石膏则清泄肺热，石膏剂量远大于麻黄，二者配伍以治肺热壅盛之咳喘证。可见，在不同病理状态下，同一寒热配伍药对，也因其剂量不同，发挥不同作用，治疗多种病证。

该论文推测其机制可能因"一药多效"及病态机体的不同部位对药物的感受性不同所致。一味药物具有多种功效，当人体某部位的功能失调，则其反应性和敏感性增高，而所用药物在一定剂量范围内又具有调节该部位功能的作用，自然可呈现相应的治疗效应；而该药其他方面的作用就不一定显现出来，即该药对正常部位，一般影响不大。此即"有病则病受之"，亦有"有故无损亦无损"的思想。

综上，早在 20 世纪 80 年代初，在导师凌一揆先生的指导下，王建教授就将寒热配伍与作用部位（归经）结合认识，开始关注中药药性自身具有的系统性。换而言之，将中药所有药性视为"整体"，且认为"性－效－用"密切相关，的确体现了功用（功效与应用）是药性的综合再现，为当今研究中药药性功能系统奠定了基础。另外，论文也贯穿了导师"方药性效取舍"的学术思想。

（3）中药反佐配伍研究

1984～1986 年，硕士研究生张晓春在凌一揆导师指导下，开展了对中药反佐配伍的研究，完成了《中药反佐配伍初探》学位论文（1986 成都中医学院硕士研究生毕业论文）。从反佐配伍的认识、反佐配伍相反相成、反佐药的特点及作用、反佐配伍的使用原则、常见反佐配伍及适应证 5 个方面进行了阐述。

①反佐配伍的认知背景：中药治病有折逆、从属治法。折逆为治疗常法，即寒者热之、热者寒之正治法；从属为治病变法，即热因热用、寒因寒用的反治法。反佐配伍即是正治药与从治药的组合。

反佐一词首见于《黄帝内经》，但历来对其认识不同。论文对此概括有四：其一指一种药物的配伍方法；其二指热药冷服，寒药热服；其三指顺四季寒热温凉之气用药；其四指寒药炒熟。

论文指出，凡方剂中药物作用特性相反的少量药物（或反佐药）相反相成，协助主要药物发挥疗效，治疗病性或病变趋向单一的病证，这种中药配伍的方法称为反佐配伍。反佐的目的是相反相成，意在表达反佐药的某种功效特性虽与方剂中的主要药物相反，但配伍后整个方剂的主要功效仍然与主要药物的功效一致，且在治疗某些疾病时，疗效优于单纯用正治药。论文列举润肠通便沉降方中反佐升麻，说明其相反相成的作用。论文又指出，七情配伍关系中的相须相使属于增效配伍，药物的性能和功效具有共性；反佐配伍是利用反佐药与主要药物相反的功效特性，通过消除主要药物在治疗过程中存在的不利于治疗作用的弊端，顺应人体脏腑的生理功能特性或针对病性及病变趋向单一病证的各个病理环节，消除一些特殊的病理状态，相反相成，协助主要药物发挥治疗作用，从而提高整个方剂的疗效。

②相反相成的作用机制：人体是一个极其精密的有机整体，具有强大的自身稳定能力，即正常情况下维持人体健康状态或在患病后力图恢复健康。

第一是顺应脏腑生理特性：人体的这种自身稳定，以机体各组织器官生理功能的正常协调为基础。反佐配伍在于用正治药纠正病理状态，同时用反佐药顺应脏腑生理特性，协调正治药治愈疾病。论文列举酸枣仁汤，于酸枣仁、知母、茯苓之中加入辛温之川芎以行气活血、条达肝气，共收调肝安神之效。《兰室秘藏》通关丸，于苦寒知母、黄柏之中，入少许温热之肉桂，以及交泰丸之黄连配肉桂，均以肉桂助肾之气化等。

第二是调气机升降："升降出入，无器不有。"人体气机的升降运动必须协调平衡，才能维持正常的生理活动。依据升降相因的矛盾对立统一关系，针对众多升降失调的疾病，提出了"欲升先降，欲降先升"的治则。论文列举治虚证便秘的济川煎，于当归、肉苁蓉、枳壳等润肠通便药中，加入升麻，以升促降，调气机，相反相成。再如补中益气汤，于黄芪、升麻、柴胡等升阳药之中，配用陈皮以行气健脾，有助于补虚药的吸收消化。

第三是防治火热郁结："热者寒之"，是中医治疗火热病证的基本治法。论文认为，"郁"是导致火热的病因，而火热证又易出现郁结，其互为因果。基于《黄帝内经》"火郁发之"理论，可以辛温之品发散火郁。如《景岳全书》二辛煎，治疗胃火牙痛、牙龈肿痛，用石膏清泻胃火，又用辛温之细辛发散郁火并止痛。

第四是消除寒热格拒：阳虚阴寒内盛，骤用大剂热药，可能会出现机体抗拒热药而不纳的现象，服药后反而吐出药汁，或药虽对证而疗效不佳，此时稍佐寒药或热药冷服，能消除寒热格拒，使热药不被阴寒格拒，发挥温中助阳作用。论文列举了大量临床常用方药配伍予以论证说明。

③反佐药的特点及作用：论文阐释了反佐药的两大特点及其作用。

特点：一是具有与方剂主要药物相反的功效特性，这种特性与病性或病势一致。如左金丸，以苦寒黄连清热燥湿为主，反佐辛热之吴茱萸，其药性与黄连相反，而与肝胃郁热之病性一致，全方辛开苦降，共奏清热泻火之功；二是反佐药剂量偏小，不仅小于主要药物剂量，同时也低于该药自身常用量。

作用：从者反治，因势利导。如左金丸，一寒一热，寒者正治，热者从治。以热治热，从其性而治，也称反治。"同气相求"，强化机体自身具有愈病能力的工作假说，又称同病疗法，或者顺势疗法。所谓"同气"，即指疾病病性与病变趋向代表机体自身愈病力反应的部分与药物的作用特性一致，才能"相求"，激发机体的自愈机制，调动机体自愈力而愈疾。

④反佐配伍的使用原则：中医治病的准则在于协调阴阳，纠正阴阳偏盛偏衰，恢复机体阴平阳秘的协调平衡状态。

第一是"用为常中之变法"：通过寒者热之、热者寒之、虚则补之、实则泻之的正治法达到治疗目的。而反佐法，需在正治法乏效之后才可使用，不可滥用。正如《景岳全书·传忠录》"反佐论"所载"正治不效宜反"。但论文又指出，临床医生当明于常、达于变，以免延误病情。

第二是针对病性或病变趋向单一的病证：如寒与热、升与降、润与燥两类作用特性相反的药物反佐配伍，其指导思想与兼用并施不同，反佐配伍主要针对单一病证的病性或病变趋向而言。

⑤常见反佐配伍及适应证：首先，当药物的功效特性与机体某些生理功能特性相逆时，如水湿内停，小便不利之热证，可于大队清热利尿通淋药中，佐以性温之肉桂；治疗阴虚燥热之消渴，可于大队养阴清胃生津之品中，佐以辛温之细辛、豆蔻等；治疗胃气上逆之呕吐、呃逆，可于大队降逆止呕药中，佐以升麻以调升降，该方面实例不胜枚举。其次，反佐配伍适用于火热病证或热势较甚或有郁遏者。如治疗热毒疮痈，可于大队清热解毒药中，佐以性温之肉桂、干姜等；治疗阴盛格阳证，可于大队温里散寒药中，佐以苦寒之猪胆汁、黄连等。

综上，论文以临床常用方药为依据，从理论角度阐释了反佐药配伍的特点、作用、原则及其应用，为学习和理解该理论及临床应用提供了参考。

4. 中药"十八反""十九畏"研究

古今医药学家非常重视临床用药的安全性。《神农本草经·序例》中就有"勿用相恶相反者"的用药禁忌要求。针对组方配伍用药禁忌的具体药对认识，经历了一个漫长的认知过程。五代后蜀韩保升撰著的《蜀本草》转引《本经》的配伍关系，提出"相反者十八种"，但未见具体药物。金元时期，为了便于强化对中药配伍禁忌的认识和记诵，将配伍禁忌药对概括为"十八反"歌诀，其后又诞生了"十九畏"歌诀。然而，针对十八反、十九畏配伍禁忌的具体科学内涵，历来是中医界人士存在争议和渴望解决的一大难题。20 世纪 60 年代，我国学者开始尝试对中药十八反、十九畏配伍禁忌的科学问题开展实验研究。20 世纪 80 年代初，由凌一揆先生负责，带领其科研团队开展了中药"十八反""十九畏"的文献和实验研究。

（1）十八反与十九畏的文献研究

基于古今文献记载、临床用药实际乃至实验研究，针对前人提出的"十八反""十九畏"配伍禁忌理论，凌一揆、林森荣两位先生旁征博引，以事实为据，共同撰著《对中药十八反、十九畏的文献考察》《对中药十八反、十九畏的文献考察（续）》学术论文，分别刊登于《上海中医杂志》1982 年第 1、2 期。

两篇学术文章，分别从中药配伍禁忌内容的历史沿革，历代医家对十八反、十九畏的不同看法、应用方例，以及十八反、十九畏实验研究概况三大方面展开了广泛、深入的研究和充分阐述。两篇文章均指出了研究配伍禁忌的意义："中药基础理论之一的配伍禁忌十八反、十九畏在中医界是个素有争议的问题。由于不明其机理，多年来在教学、医疗乃至法律咨询工作中，只能陈陈相因，沿用旧说。在向中医现代化进军的今天，这个历代相传、悬而未决的问题是该解决的时候了。为此，我们做了点粗浅的文献考察工作，以期与有关同志一起深入研究。"由此反映出凌一揆先生追求真理、探究学术问题的科学态度。受导师学术研究的影响，硕士研究生刘雪松也专门开展了"十九畏"的文献研究，撰写《论"十九畏"》（1986 年成都中医学院研究生毕业论文）。

①中药配伍禁忌的历史沿革：两篇文章在考证配伍的历史沿革中提出了"配伍药性"学术观，以七情配伍关系认知背景为依据，阐述了人们在用药"由简趋繁"过程中，会产生新的药性，进而影响药物的安全性、有效性，形成一定配伍

关系。另外，在产生增效的相须相使配伍关系的同时，也可能产生"相反"增强毒副作用的配伍关系。

文章引经据典，明确指出"中药应用由简趋繁，从单味药进步到复方后，呈现的已不再是单味药的性能，也不仅仅是各药性效之和；由于彼此间的相互作用，变化是十分复杂的，正如徐大椿所说，既'能使药各全其性，亦能使药各失其性'（《医学源流论》），甚至产生意想不到的毒性或副作用，说明药物间存在一定的配伍关系。"由此可见，凌先生拥有深厚的理论基础和学术功底，并有独特见解。

第一，指出"十八反"之说的理论依据：文章指出，五代后蜀韩保升的《蜀本草》转引内容可能是"十八反"的理论依据。按历史先后，文章从《神农本草经》开始进行了本草文献研究，明确提出："五代后蜀韩保升的《蜀本草》，才在前世本草转引的基础上对《本经》的配伍关系作过统计，计'三百六十五种，有单行者七十一种，相须者十二种，相使者九十种，相畏者七十八种，相恶者六十种，相反者十八种，相杀者三十六种'。其中'相反者十八种'，很可能就是后世提出十八反的理论依据。"金元时期，张子和最早将相反药概括为十八反歌。

第二，探寻"十九畏"的出典：刘雪松认为，迄今"十九畏"的出处均无定论，依据历史考证，认为"非李东垣所创"，关于"十九畏"内容见明代刘纯《医学小经》。其理论基础虽与《神农本草经》七情配伍理论"相畏"有关，但十九畏作为配伍禁忌，不同于七情配伍关系的"相畏"，其"畏"字发生了转义和多义，涵盖"相畏、相恶、相反"等多层含义。刘雪松将"十九畏"解释为是指十九种不同药物的多种配伍关系，并举例予以说明。

第三，厘清了"相恶与相畏"的概念：凌先生发表的文章指出，研究十八反、十九畏要注意区分"相恶与相畏"概念，以避免盲目扩大配伍禁忌内容，正本清源以利于研究。凌先生发表的文章及刘雪松的学位论文均指出，自宋代开始，相恶与相畏概念就有混淆，被视为配伍禁忌，改变了《神农本草经》七情相畏的本质含义。金元时期李东垣提出的"彼所畏者，我必恶之；我所恶者，彼亦畏我"，即将"相畏"解释为相恶、相反，支持宋人观点。凌先生在文章中列举大量实例，记述了自宋代、金元时期、明代、清朝，乃至1949年后的本草学或中药学书籍中，相反、相畏药物的种数不断增加，扩大了配伍禁忌的药物种类，而事实上，配伍禁忌药物的增加，不少缺乏依据。"这种扩大十八反、十九畏药物范围的情况，如不先作本草考证，要深入研究是困难的。"由于概念的混用，致使配伍禁忌内容盲目增加，缺乏依据，故需要正本清源，才有利于开展科学研究。

②评述历代医家对十八反、十九畏的认识：凌先生引用大量文献和实例，阐明"不少学者认为十八反、十九畏并不是绝对的配伍禁忌"，其观点主要有以下几方面。

第一是配伍禁忌药同用并非一定产生毒性：十八反所包含的药对，并不一定全部产生毒性，与具体煎煮方法有关。凌先生引宋·陈无择所说："甘草反甘遂，似不当同用之，却效，非人情所可测也。"日本人鹤冲元逸认为："相畏、相反之说甚无谓也，古人制方全不拘于此，如甘草、芫花（同用）未见其害也，其他可以知已。"内科医家戴佛延讨论"甘遂半夏汤"之说："本方的煮药法，据《千金》记载，应甘遂半夏同煮，芍药与甘草同煮，最后将二汁加蜜合煮，顿服，较安全无弊。"上述举例说明，用法不同，虽为十八反，但并不一定产生毒副反应。

第二是相反相畏药同用可产生强大的作用：文中列举"张仲景甘遂半夏汤就是甘遂甘草同用"，李时珍在评李东垣医案时指出"李氏治瘰疬马刀，散肿溃坚汤，海藻、甘草两用之。盖以坚积之病，非平和之药所能取捷，必令反夺以成其功"。可见，前人早就认识到相反、相畏配伍如果合用得当，可以因其"彼此相忌"而"各立其功"。但凌先生又强调，"其为性相反者，各怀酷毒，如两仇相敌，决不与之同队"，要利用"大毒之药"去攻"大毒之疾"，非有充分把握者，切"不可妄试以杀人"，以警示人们在无充分依据前提下，不可妄用相反药对，以免带来杀人之祸。

第三列举临床上亦有相反相畏配合应用实例：李时珍称"古人多有用相恶、相反者"。可见，利用配伍禁忌早有先例，相反、相畏并非绝对的配伍禁忌。李中梓对"人参畏五灵脂"合用的评价为"两者同用，功乃益显"。姜春华教授以人参、五灵脂同用治疗肝脾肿大，临床观察"并未见任何不良反应"。姜教授常将两药同用，治疗气虚血瘀、虚实互见的冠心病、胃溃疡等症，亦每获良效。另外，临床上有大量用海藻与甘草配伍，治疗甲状腺肿大、颈部淋巴结结核、骨结核、肺结核、骨瘤，而未见不良反应的实例报道；"甘遂配甘草""川乌、草乌配半夏"在临床也有较多使用案例。可见，十八反、十九畏中的某些药物可以配伍应用，而且疗效显著，并非绝对禁忌。

　　第四列举传统方剂中涉及配伍禁忌药物：涉及"十八反"中的乌头与半夏配伍药对方剂有《金匮要略》赤丸方，《张氏医通》冷哮丸，《和剂局方》青州白丸子、如圣饼子、如神止泻丸，《证治准绳》白附饮等；草乌与贝母同用的方剂有《和剂局方》金露丸，《疡医大全》内消瘰疬丸，《医宗金鉴》海藻玉壶汤、通气散坚丸等；甘遂与甘草同用方剂有《金匮要略》甘遂半夏汤等。涉及"十九畏"的官桂与石脂同用方剂有《胎产心法》胎产丸，《和剂局方》熟干地黄丸、泽兰丸、伏龙肝散、白坚丹，《仙拈集》胎产心丹，《景岳全书》女金丹等；丁香与郁金同用方剂有《春脚集》十香返魂丹，《和剂局方》木香分气丸等；川乌、草乌与犀角同用方剂有《摄生众妙方》大活络丹，《和剂局方》摩挲丸等；人参与五灵脂同用方剂有《温病条辨》化癥回生丹，《校注妇人良方》定坤丹，《东医宝鉴》之人参芎归汤；牵牛子与巴豆同用方剂有《和剂局方》丁香丸等；硫黄与朴硝同用方剂有《和剂局方》如圣胜金铤等。涉及"十八反、十九畏"同用的方剂有《和剂局方》龙虎丹，含硫黄、川乌、牙硝、半夏；润体丸、乌犀丸中含有生犀角、半夏、川乌头等。以上内容为当今研究十八反、十九畏配伍禁忌提供了宝贵的文献资料。

　　③安全合理用药思想：文章列举了不少在中医内、外、妇、五官等各临床学科中所涉及的含有相反或相畏（恶）药同用的方剂实例，部分还被药典所收载，说明十八反、十九畏的某些药对并不完全属于配伍禁忌。

　　凌一揆先生的学术观点更在于强调正确对待和重视"十八反、十九畏"中有些药物的配伍禁忌，究竟是否属于禁忌，其机制如何？先生指出："不能排除个别人用药后产生不良反应的可能，因为这种偶合的结果往往是惨痛的，所以才载入典籍，告诫后人以免重蹈覆辙。"其最终要义在于警示人们，要重视中药安全，合理用药。

　　④客观认识和重新评价十八反、十九畏：20 世纪 60 年代初，有关"十八反、十九畏"的科学问题受到医药界人士的广泛关注。有学者开始借助毒理学知识，采用实验手段，研究十八反涉及药对的科学内涵，但其获得的实验结果各不相同。

　　凌先生发表的文章对相关研究内容进行了综述。有学者对"十八反"中涉及的甘遂与甘草、细辛与黎芦研究，结果显示：灌胃给予天竺鼠相应配伍药液，呈现严重反应或死亡，并见胃部特别膨胀，而呈"相反"现象。而贝母配伍乌头、半夏配乌头实验均未呈现严重反应。另有学者开展了"甘遂与甘草配伍"对大鼠实验性腹水影响的研究，结果显示：当甘草剂量等于或小于甘遂量，则无相反作用，有时还能减轻甘遂的副作用；而当甘草量大于甘遂量，则有相反作用。再有学者以马为研究对象，考察了十九畏中"巴豆与牵牛子配伍"对其影响，结果显示：20只马全部中毒，15只死亡。1977年，四川农学院"中药十八反科研组"观察了大戟、芫花、甘遂、海藻与甘草配伍，乌头与半夏配伍，细辛与藜芦不同剂量、不同比例配伍对家兔、猪、骡、牛的毒性的实验，结果显示：其生理指标，粪、尿、血常规检查，病理解剖等均无明显不良反应。

⑤多学科融合开展配伍禁忌研究：基于上述试验研究结果，凌先生在文章中总结性提出了十八反的实验研究工作中不可忽视的几个问题："用现代科学手段研究传统的十八反、十九畏的工作是做得很不够的，从已做过的工作来看，尚待改进。首先要注意实验样品的本草学考证（基原）。如有的实验所用大戟是红大戟而非历代沿用的京大戟。因红大戟较京大戟毒性小，且来源不同，难以说明问题。其次要注意选择动物类型，不同的动物对药物的敏感性及反应不同，这是国内动物实验结果不统一的原因之一，兽医所作实验是有价值的，但就此否定十八反尚证据不足。动物间差异有那么大，更何况人体与动物体呢？即使是人，也还有健康与病态、耐药与不耐药等不同。仅凭动物点头肯定或否定一种药物有效无效、有毒无毒是不客观、不全面的。十八反是前人用药经验中的总结，无论是偶合还是普遍规律，都是人们的实践。为更接近人体，今后应加强灵长目动物的实验，逐步过渡到临床验证。再者，十八反、十九畏的研究涉及面很宽，必须有诸如本草学、炮制学、中药化学及各临床学科的大协作，实验研究才能深入下去。尚需注意相反、相畏诸药在方剂中的用量，即配合比例，以及剂型、浓度等因素，亦至为重要，未能忽视。"

不难看出，凌一揆先生精通医药，知晓传统与现代，早已发现十八反、十九畏药对之间存在着复杂关系，并指出研究中的复杂性、困难和干预因素，也体现了他开展现代实验研究的"多学科融合"思想。

以上内容进一步反映了凌一揆先生拥有深厚的本草文献功底、严谨的治学态度和深刻分析问题的学术水平。

（2）中药十八反的实验研究

基于近现代的一些实验研究和临床观察报告结果不一、结论众说纷纭的现状，为探明"相反"药物配伍在毒理学和药效学某些方面是否确有影响，凌一揆先生带领的科研团队开展了相关实验研究，并将研究结果撰写成文。

凌一揆、罗光宇、李玉纯、谭新、向丽、欧芳春、向永臣撰写的《制川乌反法半夏的初步试验——中药"十八反"相互作用的研究之一》，发表于《成都中医药大学学报》1987年第2期；凌一揆、罗光宇、李玉纯、欧芳春、向永臣、李树明、桂友平撰写的《十八反药物相互作用—生川乌反法半夏的初步试验》，发表于《上海中医药杂志》1987年第8期。

①生川乌配半夏未见"相反"增毒效应：科研团队开展了生川乌配法半夏炮制品1：1各剂量组的小鼠急性毒性、家兔亚急性毒性、小鼠镇痛及对犬的镇吐实验研究。结果显示："生川乌配伍法半夏（1：1）未产生毒性或副作用，单味药原有的毒性不因配伍而增加；以镇痛和镇吐实验可知，配伍后不影响单味药的作用，未见'相反'作用出现。"

②制川乌配半夏也未见"相反"增毒效应：科研团队还开展了制川乌配法半夏1：1组对小鼠急性毒性、家兔亚急性毒性、小鼠镇痛及对犬镇吐实验研究，其结果如同前一实验，不论是川乌生品还是炮制品，与半夏配伍，既未呈现"相恶"减效，也未见"相反"增毒的效应。

③机体状态可能是影响是否"相反"的因素之一：凌先生在讨论影响实验因素时指出，"'相反'属于药物配伍后相互作用的一个方面，影响因素很多，如药材的选择、贮存保管、炮制与否、剂型制备工艺、配伍比例、人体机能的盛衰等"，均会给实验带来影响。另外，凌先生认为："本研究选用健康动物1：1配伍比例，考察指标不多。揣古人用生川乌配伍法半夏而致中毒者，多为生理机能受损的人，且对药物的反应，人与动物两者之间必然不同，所以结果尚需深入研究。"

（3）十九畏与七情中的相恶、相反

刘雪松教授在其硕士生论文中指出：七情中的"相恶"是十九畏的内容之一。依据《神农本草经》"勿用相恶相反者"及"相恶者，夺我之能也"理论，十九畏的某些药对中存在药效降低现象。由于宋代将"畏、恶混用"，致使《本经》

相畏含义注入相恶的内容。

①相恶与十九畏：刘雪松教授认为，从十九畏歌诀中涉及的"争、怕、欺"等语言来看，都包含药物功效被另一种药物削弱，某些药物的性能也存在相互抵消的可能。如硫黄大热、主升，朴硝（芒硝）大寒、主降，两者寒热互抵，升降对立，相合则可能影响相互的功用。但"相恶"不能完全包括"十九畏"内容，其中的多对药物组也不能完全用相恶予以解释。

②相反与十九畏：刘雪松教授以"相反者，两相仇隙，必不使合和也"为理论依据，表明两用合用能产生毒性或剧烈副作用。根据历代医家对该理论的认识，相反内容可寓于"十九畏"之中。"十九畏"中，有不少药物存在毒性或副作用。如水银辛寒有大毒，陈藏器认为"入耳可食人脑至尽，入肉令百节挛缩，倒阴绝阳。"砒霜"有大毒，能杀人"。硫黄、朴硝有毒，可堕胎。巴豆大毒、牵牛堕胎等。这些有毒副作用的药物配合使用，可导致毒性或副作用增强。如水银之汞与砒霜之三氧化二砷合用，生成砷汞齐合金，可增强毒性作用。

关于对十九畏的现代实验研究，刘雪松教授指出，由于十九畏的内容多重复杂，应注意品种选择，需要本草学、植物学、药物化学、毒理学、药理学等多学科协作开展研究；同时提出，还需观察临床用药的实际，以常用品种为研究对象开展研究。这在很大程度上反映了导师凌一揆先生"多学科融合"的现代研究思路。

综上所述，刘雪松教授能客观、真实地评价实验研究结果，还提出了"进行临床药理学研究，对于评价'十八反'理论是有极重要的意义"的未来展望，对十八反的研究寄予了希望。

5. 解表方药研究

凌一揆先生非常重视利用现代科学技术开展对中药奏效基本原理的实验研究，是实现中药现代化的领军人和践行者。他尤其重视对解表药及解表方剂的理论与实验研究。由凌一揆先生负责并与其科研团队共同承担了国家中医药管理局"七五"重点课题"解表方药研究"，先生高屋建瓴，为该项目的设计和实施计划进行顶层设计，由沈映君等核心成员组成的研究团队带领研究生具体实施，完成了该项科研任务，形成了不少研究成果。

（1）辛凉解表法研究

1984～1987年，我国第一位中药学博士研究生李祖伦教授，跟随凌一揆导师，开展了解表方药的相关研究，撰写了《辛凉解表法研究》学位论文（1987年成都中医学院博士研究生毕业论文），从辛凉解表法历史考察、辛凉解表法实验研究、辛凉法再认识三大部分进行了论述。

辛凉解表法是温病第一治法，是在辛温解表法的基础上发展起来的，并被临床广泛使用。新中国成立以来，人们更多关注于清热解毒、通里攻下、活血化瘀及扶正救脱等方面的研究，而对辛凉解表研究较少，且多为一方一药研究，针对此现状，李祖伦博士开展了辛凉解表法的系统研究。

①辛凉解表法的形成历史：论文依据古代医药文献，对辛凉解表法的发展源流进行了梳理，总结为几个阶段。

第一阶段是秦汉时期：将解表法归属于汗法。早在《黄帝内经》就有大量汗法的记述。如《素问·阴阳应象大论》记载："其在皮者，汗而发之。"指出了发汗是祛邪的一种手段。《素问·生气通天论》指出："体若燔炭，汗出而散。"《素问·玉机真脏论》说："今风寒客于人，使人毫毛毕直，皮肤闭而为热。当是之时，可汗而发也。"明确提出了通过发汗解表退热的治法。《伤寒论》依据六经辨证，以太阳为表，治疗表证采用辛温解表法，创立了治疗表实证之麻黄汤、中风表虚证之桂枝汤、表寒兼内热之大青龙汤（即为辛温与寒凉配伍）。论文指出，《伤寒论》为其后创制辛温和凉解的发汗方剂奠定了基础。

第二阶段是两晋隋唐时期：辛温和凉解发汗解表方大量涌现。除《伤寒》方外，《肘后方》针对伤寒时气温病初期，设麻黄解肌汤、葛根解肌汤，千金解肌汤等，各方药物组成大多为辛温与寒凉配伍，进一步丰富了外感热病的治法。

第三阶段是宋金元时期：解表法分化出辛凉解表法。韩祗和撰著的《伤寒微旨论》将表证分为两大类型，并分别论治。如"邪气在表，阴气独有余，可投消阴助阳发表药治之"。按时令不同，用六物麻黄汤（麻黄、人参、甘草、葛根、苍术、枣）、七物柴胡汤（柴胡、苍术、荆芥穗、甘草、麻黄、姜、枣）及发表汤（麻黄、苍术、人参、当归、丁香皮、甘草）治之。而"邪气在表，阳气独有余，可投消阳助阴药以解表"。分别用人参汤（人参、石膏、柴胡、芍药、甘草、姜）、前胡汤（前胡、石膏、桔梗、甘草、姜）及石膏汤（石膏、芍药、柴胡、升麻、黄芩、桔梗、甘草、豉）治之。显然，针对阴有余之表寒实证，治以消阴助阳方，即辛温解表方，常麻黄与苍术同用，而避用麻桂配伍；针对阳有余之表热实证，治以消阳助阴方，即辛凉解表方，以用石膏为特点。文章总结指出：发表药，重在消阴助阳，发汗力强，用于表寒证；辛凉解表方，发汗力弱，消阳助阴，用于表热证。将解表法分化，文章亦认为是辛凉解表理论的发端。

金元时期，刘河间治疗外感热病倡导用辛凉之剂，并对解表原理提出了新的见解：辛温发散利少弊多，善用之者，须加寒药，故自制双解、通圣辛凉之剂，不遵仲景之桂枝、麻黄发表之药。随着温病学的发展，王安道指出：伤寒即发于天令寒冷之时，寒邪在表，闭其腠理，当用辛温发散之剂；温病热病后发于天令暄热之时，怫热自内达外，郁其腠理，无寒在表，当用辛凉、苦寒或酸苦之剂。他针对治法提出："伤寒与温病热病，其攻呈之法若果是以寒除热，固不必求异；其发表之法，断不可不异也。"这些内容为清代温病学家辛凉解表法的发展起到了推动作用。

第四阶段是清代：辛凉解表法的确立和完善。随着时代进步、清代温病理论体系的形成，辛凉解表法在内容和形式上有了更大发展。论文总结和阐发了温病学家叶天士对辛凉解表法的观点和创新，主要集中在多个方面。

其一，温邪上受，首用辛凉，忌用辛温。叶天士明确指出，"温病的病因是温邪而非寒邪"。针对温病初起，"未传心包，邪尚在肺，肺主气，其合皮毛，故云在表，在表初用辛凉轻剂"。辛凉轻剂有"清肃上焦""泄卫透汗"作用，宜于邪犯肺卫的表热证。若用辛温发散阳经，不但汗之不解，反有助热伤津之弊。

其二，治在上焦，药用轻清，忌用苦重。论文指出：温热之邪从口鼻而入，不仅有卫气营血的病机演变，同时有三焦所属脏腑的病机变化。据此，叶氏提出了"在卫汗之可也"的治则，以及"上焦药用辛凉，中焦药用苦辛寒，下焦药用咸寒"的三焦选药原则，对此还进行了较为详细的论述。

其三，创制辛凉轻清解表方剂。叶天士首先提出了在表初用辛凉轻剂，但未订立成方。吴鞠通遵《内经》"风淫于内，治以辛凉，佐以苦甘，热淫于内，治以咸寒，佐以甘苦"原则，阐释其组方依据，体现了辛散、凉泄特点。他又宗喻嘉言芳香逐秽之说，创分三焦论瘟疫的学术思想；用东垣清心凉膈散，善清上焦之热，多含轻清上达之品。吴鞠通宗叶天士辛凉解表法，基于清心凉膈散创制辛凉清解方银翘散；基于叶氏疗风温及风热咳嗽常用之品，创制了桑菊饮。经叶天士、吴鞠通的共同努力，"使辛凉解表法上应温病之理，下及制方用药，紧密相扣而臻于完善"。

总括而言，辛凉解表法是基于辛温解表法发展而来。清代以前的辛凉解散，是以辛温发散与寒凉清泄结合，为二者之间的过渡阶段。清代创立了辛凉轻清宣散的解表法，即今之辛凉解表法。该法的创立，丰富和发展了外感热病的表证治法，也为中医临床防治传染性疾病提供了依据和参考。

②辛凉解表法的实验研究：李祖伦博士在凌一揆和沈映君等多位教授的共同指导下，对解表方药的药理作用进行了理论分析，并开展了相应研究。他首先基于解表方药在解表方面的药理实验文献进行了综述，重点围绕解表类药及代表方剂在抗病原微生物（抗菌、抗病毒）、对机体免疫功能、解热、发汗等药理作用进行了阐述，其后自身也开展了相关实验研究。

银翘散、银翘散解表药组、银翘散清热药组、麻黄汤的解热作用研究，结果显示：银翘散全方对伤寒和副伤寒混合菌株所致家兔发热模型有明显解热作用，且持续时间长；银翘散清热药组（原方去掉荆芥、薄荷、淡豆豉）的解热作用较弱；银翘散解表药组（仅含荆芥、薄荷、淡豆豉）解热作用弱且短暂；而麻黄汤并未能呈现出解热作用。

银翘散、麻黄汤、大青龙汤的解热作用研究，结果显示，银翘散对啤酒酵母所致大鼠发热模型具有明显解热作用，并使已经降低的体温下降更加明显；而麻黄汤未呈现出解热效应；大青龙汤解热作用介于银翘散与麻黄汤之间，但与对照组比较无显著性差异。

银翘散、麻黄汤、桂枝汤、麻黄配桂枝的发汗作用研究：采用汗液定量测定装置测定了灌胃给予大鼠麻黄汤、桂枝汤、银翘散和麻黄配桂枝的水煎液（1mL/100kg，相当于人用量 30 倍）2 小时内足跖部的发汗量（g），结果表明：辛温代表方麻黄汤及其核心药麻黄、桂枝具有明显的发汗作用，并能提高大鼠尿中儿茶酚胺含量，以后者作用更强；桂枝汤发汗作用不明显；辛凉代表方银翘散则未呈现发汗作用，也不增加大鼠尿中儿茶酚胺；辛温代表方（麻黄汤）和辛凉代表方（银翘散）比较，有极显著性差异。该研究提示辛温、辛凉之间在发汗作用上存在差异。

银翘散、银翘散解表药组、银翘散清热药组的急性毒性研究：采用小鼠腹腔注射各组水煎液观测小鼠急性毒性，结果显示：银翘散全方的急性毒性小于拆方解表药组和清热药组。该研究提示银翘散全方毒性相对较低。

研究结果综合显示：银翘散全方的解热力最强，麻黄汤不具有解热作用；麻黄汤具有发汗作用，而银翘散无发汗作用。研究表明了辛凉解表代表方的作用特点与辛温解表代表方的作用效应特点不同。

③辛凉解表法再认识：论文基于古今中医药文献，并结合现代实验研究结果，围绕辛凉解表法的适应范围、方药分析、辛凉解表法作用分析、从两种解表法看伤寒学说和温病学说的关系四个部分进行了论述。通过对清代及近代著名医家的医案分析，统计了治疗风温袭卫表案例 42 例次的用药规律。

第一，使用频率最高的是银翘散、桑菊饮所含的基础药物：研究结果显示，处方药味在 6~13 味之间，平均约为 10 味。其中使用频率最高的 10 味药依次为连翘、杏仁、薄荷、芦根、桔梗、甘草、桑叶、牛蒡子、金银花、荆芥；有效率为 70%~97%。其使用频率最高的药物正好是银翘散、桑菊饮的基础药物，提示叶天士、吴鞠通以辛凉解表使用的主要药物疗效稳定。其中，辛散药以薄荷、荆芥、淡豆豉为主，以疏散表热；又以金银花、连翘、桑叶、菊花、芦根、淡竹叶寒凉清泄热邪，轻清外散，因势利导，使邪气从表而解。

第二，辛凉解表法通过祛邪去因以调整机体：该法不仅能祛邪调机体，还可以截断、扭转病势。辛凉与辛温各有所长，不可偏废。

第三，伤寒学说与温病学说的认知差异在于证治：两种学说对外感热病初起的认识差异主要集中在证治方面。对热病初起的一般过程认知大致相同，即恶寒由重转轻，热势由轻转重，病势由表入里。治疗上均遵循寒者热之、热者寒之及因势利导原则，表寒用辛温解表，里热用寒凉清泄。其差异在于表寒至里热的过渡阶段或中间类型。后世医家观察到外感热病具有表寒期短、热变迅速特点，因此制定出辛凉、微温发散合轻清凉泄解毒的辛凉解表剂，不仅宜于表热证候，而且因邪气初入气分，犹有清热透表之功，而无冰炭难容之虑，丰富和发展了表证治法。

综上，李祖伦博士不仅基于古今文献从理论上研究了辛凉解表法，而且开展了辛凉解表方银翘散与辛温解表方麻黄汤的解热、发汗药理实验研究，为部分阐释解表方药的部分功效理论提供了科学依据。

（2）银翘散的实验研究

基于李祖伦博士的研究基础，1988～1990 年，博士研究生杜力军在凌一揆导师的直接指导下，并在沈映君教授的协助指导下开展了"解表方药研究"，完成了《银翘散解热机理的研究》（1990 年成都中医学院博士研究生毕业论文）学位论文。其从理论与实验等方面进行了较为系统的研究，发表了多篇学术文章，代表性文章有《银翘散实验研究综述》，发表于发表于《中成药》1992 年第 3 期；《银翘散解热机理的研究——Ⅰ、银翘散等药对内生致热原致热家兔体温的影响》文章，发表于《中药药理与临床》1991 年第 3 期《银翘散解热机理研究——Ⅲ、银翘散对大鼠视前区 / 下丘脑前部神经元放电频率的影响》文章，发表于《中药药理与临床》1992 年第 5 期。

银翘散是由清代医家吴鞠通创制的一首名方，首载于《温病条辨》卷一，主治风温、温热。《方剂学》将其作为解表剂中的辛凉解表代表方，具有辛凉解表、清热解毒功效，主治温病初起，发热无汗，或有汗不畅，微恶风寒，头痛口渴，咳嗽咽痛，舌尖红，苔薄白或薄黄，脉浮数。现代常用于流行性感冒、急性扁桃体炎、咽峡疱疹、麻疹、流行性腮腺炎等病毒感染性疾病。

文章采用文献查阅和检索相结合的方式，基于成都中医药大学图书馆内的国内外相关文献及中国中医研究院情报研究所检索的相关资料获取的信息，以及银翘散实验研究综述文章，较为全面地反映了新中国成立以来至 1990 年 8 月期间有关银翘散的研究动态。文章重点围绕银翘散及其所含主要药物在解热、发汗、抗菌、抗病毒、解毒、抗炎、抗过敏、镇痛、非特异性免疫等现代药理研究，以及剂型、剂量等方面开展的研究工作进行了归纳、论述。

①银翘散解毒疗效确切、合剂效佳、口服剂量以 18g 为宜：文章认为，多次动物实验反复证明银翘散具有确切的解毒效应，而体内抗菌作用较弱。银翘散丸剂、片剂、煎剂等常用剂型和剂量，其因剂型的不同，疗效差异较大，应以散剂、合剂为佳；对剂量的讨论提出"目前（20 世纪 80 年代）临床所用口服剂量偏低，应以六钱（18g）为准的建议"。

②银翘散解热作用显著且重复性好：杜力军博士从银翘散对正常家兔体温、银翘散不同剂型对发热家兔体温的影响、银翘散对正常和发热大鼠体温的影响及

其解热机制的影响、对小鼠痛反应的影响及银翘散注射剂的急性毒性等多个方面开展了实验研究。其以家兔、大鼠为实验对象，以内生致热原为致热物质，以银翘散为解热剂开展了多项实验研究，结果表明：银翘散能够降低内生致热原（EP）所致家兔体温而有解热作用；并能降低2,4-二硝基苯酚所致大鼠发热的体温，亦呈现解热作用，表明银翘散的解热药效具有可重复性。研究还发现，方中银、翘、荆、薄四味药物，可能为主要的解热药；而银翘散煎剂中的挥发成分对内生致热原所致家兔发热无明显改善作用。

③银翘散有中枢解热作用：采用2,4-二硝基苯酚为致热原模拟大鼠发热模型，探讨腹腔注射银翘散注射液后对模型大鼠视前区/下丘脑前部单个温度敏感神经元的影响机制，结果显示：银翘散使正常大鼠热敏神经元的放电频率升高。银翘散能够解除致热原对热敏神经元的抑制作用，使之恢复或接近正常水平；同时抑制冷敏神经元发放冲动，降低机体的产热水平，达到疏表解热的效果。另外，银翘散还有提高小鼠痛阈值的作用。综合提示：银翘散能解除内生性致热原（EP）对温度敏感神经元的作用，证明其为中枢性解热药，且作用原理不全同于解热镇痛类药物，可能与其抗炎作用有关。该研究部分阐释了银翘散的解热机制。论文中还有对银翘散注射剂及银翘荆薄注射剂的急性毒性开展的实验研究，结果显示，后者的急性毒性较原方注射剂降低了一半。这种结果，可能是清热药金银花、连翘，与解表药荆芥、薄荷配伍呈现"减毒"相畏相杀的配伍关系。

综合机制认为：银翘散的解热机制可能与促进单核细胞消除病原；阻断内生性致热源作用于视前区/下丘脑前部温度敏感神经元环节（PO/AH）；直接作用于PO/AH，调节神经元放电频率；抑制中枢神经系统，镇静镇痛；抑制病原菌，消除致病因素有关。

④辛凉解表法应以辛凉、寒凉药并用为妥：李祖伦博士在其论文中总结性地指出，银翘散作为辛凉解表代表方之一，其解热效应可靠，作用机制不同于也具有解热效应的辛温解表之剂。拆方研究显示，银、翘、荆、薄的解热作用可以代替银翘散全方，且有毒性小的优点。银翘散的常用剂量挥发性成分并非其解热的主要部位。银翘散主要适用于邪在肺经的温热病证，不仅可用于卫分，也适宜气分。辛凉解表法应以辛凉、寒凉药并用为妥。总之，该论文从实验角度，部分阐释了银翘散"清热"功效的科学内涵，其丰富和发展了方药学理论和温病学理论

研究，具有科学意义、学术和实用价值，并提出将来考察该方对植物神经功能影响的展望。以上也充分反映了凌一揆先生对高层次人才培养倡导"理论与实践结合""传统与现代技术结合""多学科融合"的综合理念。

此外，著名药理专家、科研骨干沈映君教授，与凌一揆先生共同负责承担了"七五"重点课题"解表方药研究"。她指导的多名硕、博士研究生，较为系统地开展了解表方药的系统研究，重点对荆芥、细辛、辛夷、紫苏、鹅不食草、白芷等解表药的挥发性成分，麻黄与桂枝药对，麻黄汤、桂枝汤、九味羌活汤等方剂的发汗、解热、抗炎、镇痛等药理作用及其机制开展了研究，公开发表数十篇学术文章，出版专著《中药解表方药研究》。该专著系统总结了"七五"以来，解表方药基础研究的主要成就；"解表方药研究"集成的系列成果获得四川省科技进步二等奖，并得出解表药的"辛味"物质是发挥解表功效的主要物质基础的初步结论，部分阐释了解表方药的科学内涵，促进了中药学理论的发展。

6. 中药"性－效－用"与辨证用药

凌一揆先生拥有坚实的中医药基础理论功底，并有较为丰富的临床经验。他既重视中医的"辨证施治"精髓，又强调中药"性－效－用"间的有机联系。不论是方剂，还是单味中药，非常重视探讨"药性"或"性－效"关联等关键科学问题，并体现"系统中药学"思想。其学术观点体现在多篇论文，如《方剂概说》《鸦胆子的临床应用》《苍耳的本草学研究》《略论中药之止痛药》之中。先生重视中药的管理和贮存对临床疗效的影响，独撰了文章《必须加强中药的管理和研究》。

（1）鸦胆子解毒止痢的"性－效－用"研究

20 世纪 50 年代，痢疾为当时临床极为常见的病证。为此，凌一揆先生针对清热解毒中药鸦胆子的临床应用，重点就鸦胆子治疗痢疾展开了性、效、用等相关讨论，独撰了《鸦胆子的临床应用》文章，发表于《成都中医学院学报》1958年第 1 期。其基于古今文献从文献考察、方剂举例、讨论三大方面开展了系统研究。文章具体对鸦胆子的植物来源、性能特点、功效应用、用法用量，以及现代化、药理学等部分展开了论述，体现了系统中药学思想。凌先生重点讨论了鸦胆子的止痢功用、性能、用量用法即"性－效－用"的特点，并结合文献与临床用药实际，阐明了自身观点。

①鸦胆子治疗痢疾的文献依据：凌先生熟读本草，非常重视对本草文献的考证，以寻找理论依据和实践依据。其考证鸦胆子的出处，对当今学习和了解鸦胆子的收载历史及主治渊源提供了宝贵资料。

清代陈飞霞首载鸦胆子治痢：文章指出，鸦胆子最早见于清代陈飞霞的《幼幼集成》，陈氏记载了至圣丹一方，即单用一味鸦胆子治"冷痢久泻，百方无验者"。此书系清乾隆十五年（1760）写成。次年复有何梦瑶的《医碥》收载鸦胆丸方，则以鸦胆子配入复方用于痢疾。

清代本草专著《本草纲目拾遗》记载鸦胆子：赵学敏在《本草纲目拾遗》中收载鸦胆子，虽为本草书籍中首先记录本品者，但已较陈氏书迟十五年。其后周子芴的《经验奇方》、程文囿的《程杏轩医案》、鲍相璈的《验方新编》、陆以湉的《冷庐杂识》，以及陶承熹、王承勋的《惠直堂经验方》等著作也相继记载鸦胆子治痢疾及肠风下血的疗效。

民国时期，近人张锡纯的《医学衷中参西录》记载鸦胆子尤祥，张氏对本品的功效推崇备至。

②鸦胆子用于休息痢及热毒下痢：近代，临床常用鸦胆子治阿米巴痢、抗疟疾、治赘疣及外耳道乳头瘤等。关于鸦胆子治疟疾应当是一种新的发现，查阅古代文献未见相关记载，但在民间有流传，亦有研究证实其疗效。

中医学认为，休息痢与阿米巴痢有相似的迁延难愈、时轻时重、时发时愈的病证特征，多数应当属于阿米巴痢，仅有少数的病例系治疗痢疾不得法，病久涉虚，缠绵不愈，或过早收涩所致。该种痢疾不同于一般的湿热下痢，多属"久痢郁热生毒的证候"，用一般的治痢方药难以奏效。有些医家对鸦胆子的认识立足于"苦寒泄热燥湿"，未能加以严格区分。张锡纯用鸦胆子治梅毒及毒淋证，值得进一步研究。其主治的肠风下血，亦指湿热证而言。

③赞同鸦胆子"性味苦寒"之说：文章指出，"关于本品性味，亦见解各殊"。如"近人张山雷称'大苦大寒，未可恒用'。若痢久正气已虚，似非所宜，当酌情配伍适宜的强壮滋养剂。如惠直堂方痢疾丸之配伍人参、张锡纯方三宝粥之配用山药，是很好的范例"。又如："陈氏用于冷痢，不言鸦胆子的性质为寒为热？冷积下痢一语，似乎又表明本品并非寒性。"张锡纯强调本品清血热及对热痢的功效，但又说："善清血热而性非寒凉。"陆以湉认为本品"大苦而寒"，加之临床

上多将本品用于热痢，故凌一揆先生赞同鸦胆子"性味苦寒"之说。

凌先生在文章后评述道：至于"冷痢"一说，似乎是用冷字来形容休息痢固不易治愈，迁延成慢性病，没有显著热象或毫无热象的意思，不必即为纯属虚寒之证，若真属虚寒而无湿热，则强壮固涩之法尚可应用，当不致技穷而求诸鸦胆子。陆氏提出"虚寒下痢忌之"是有道理的。从各家记载来看，鸦胆子对休息痢、肠风下血及热痢均有良好的疗效，而张锡纯更善将其用于梅毒、淋证。

④辨证配伍以增效减副：文章尤其强调，辨证配伍用药，是临床用药的核心。中医治病，不甚强调特效药。若干已经证实有某种特效的药物，在使用时亦必服从于随证治疗的法则，根据复杂多样的病情，配伍必要的药物以提高疗效或减低药物的副作用。鸦胆子的应用也是如此。除前面提及《幼幼集成》至圣丹一方单用鸦胆子治痢疾外，多数作配方使用。

文章举六首治疗痢疾含鸦胆子的方剂，分别从主治、组方、用法及方剂简论等方面予以综合性介绍，反映鸦胆子在复方中用于治疗多种类型痢疾。

《医碥》的鸦胆丸（含鸦胆子、文蛤、枯矾、川黄连炒），又方［含鸦胆霜、黄丹（或加木香）、扁梅肉、朱砂］，均主治痢疾。凌先生认为其临床评价应后者不及前者。

《本草纲目拾遗》载《医宗汇编》引《惠直堂经验方》痢疾丸（含鸦胆子去油、白石榴壳烧灰、鸦片、人参、枯矾、沉香共为末，荷叶饭捣为丸用），主治痢下红白，久痢而正虚者。

《医学衷中参西录》解毒生化丹（鸦胆子、金银花、生杭芍、粉甘草、三七），主治痢久郁热生毒，肠中腐烂，时时切痛，后重，所下多似烂炙，且有腐败之臭，属于痢久下脓血、腹痛的重症者。

《医学衷中参西录》丁三宝粥（生山药、三七、鸦胆子），主治痢久脓血腥臭，肠中欲腐兼下焦虚横，气虚滑脱者。

《经验奇方》治肠风下血方，用鸦胆子仁七粒，龙眼肉包吞，空腹时白开水送下，每天一次，治疗肠风下血。

⑤鸦胆子安全用量及合理用法：有关鸦胆子的用量和服法，各家记述不尽相同。轻者一次量7粒，重者用至50粒。凌一揆先生给出的是10～30粒的安全有效剂量。至于服用方法，有用龙眼肉包吞者，亦有用芭蕉子肉包吞者，其目的在

于避免本品刺激胃引起呕吐。张锡纯主张用白糖水将鸦胆子囫囵吞下。多数医家主张用龙眼肉，但又有学者认为"肠中湿热方盛，不宜以补药助邪"，拟改滋补的龙眼肉为豆腐皮，凌一揆先生推崇此种服用方法。至于改用胶囊是否可以避免呕吐？先生称尚无用药经验，表明他"实事求是"的科学学风。文章又讨论鸦胆子去油取霜用，虽能避免呕吐，但这样处理后无疑会影响其治疗效果，使作用减低，故指出：复方中以鸦胆子为丸剂确能防止呕吐，可能因丸剂的溶解过程较为缓慢，缓和其对胃的刺激。

综上，依据文献，凌一揆先生阐释了鸦胆子药性理论及临床用药实践，分析阐明了鸦胆子的"性 – 效 – 用"特点，并提出了个人见解，为后人研究鸦胆子提供了参考。

（2）苍耳的"性 - 效 - 用"研究

20 世纪 50 年代，某些地区麻风病流行，而当时临床上用苍耳治疗麻风病取得了满意疗效，加之苍耳分布甚广，价廉易得，药用价值高。在此背景下，凌先生独撰了《苍耳的本草学研究》文章，发表于《成都中医学院学报》1959 年第 4 期。

苍耳之名早见于先秦时期，《诗经》中称为"卷耳"，秦汉时期的《神农本草经》记载其医疗用途。现今的中药学教材将苍耳子（实）列入解表药，其能发散风寒、通鼻窍、除湿止痛，常用于外感风寒表证之头痛鼻塞、鼻渊及风湿痹证等。苍耳茎叶入药则首见于《名医别录》，晚于苍耳子。

①文章结构体现系统中药学思想：文章从苍耳的名义、形态道地性、采制制剂、性味、功效和应用、禁忌、用量七个方面对苍耳子进行了全面、系统的本草学考证及文献综述。从文章结构不难看出，凌一揆先生具有"大中药"（系统中药学）的思维构架。

文章用大量篇幅对比考证了苍耳子与茎叶的性味、功用。《神农本草经》首载苍耳子："主风头寒痛，风湿周痹，四肢拘挛痛，恶肉死肌；久服益气，耳目聪明，强智轻身。"先生指出，除所载补虚功效不多用外，其余所主各证都偏于"风证"和"湿证"，归纳而言，即吴仪洛概括的"发汗、散风湿"功效，其作用主要是疏泄风湿邪气。又因性温能散寒，而痹证是风寒湿三气所伤，故苍耳实为有效药物，特以疏风见长等。张山雷指出：苍耳子独能上达颠顶，疏通脑户之风寒，为头风病之要药。凌一揆先生特别指出：苍耳不是单纯止痛药，苍耳子发汗力很轻，不能与羌活、细辛等一类强有力的辛温解表药相提并论。苍耳子奏效原理主要是温通流利、疏泄风湿，一方面散邪，一方面调畅气机，宣通经络。

针对《日华子本草》记载苍耳"治一切风气，填髓，暖腰脚，治瘰疬疥癣及瘙痒"，凌先生认为其填髓和暖腰脚作用包含两方面意义：一是补虚作用；二是由于除风寒湿邪而宣络通痹，使腰脚健康如常。所谓治一切风气，是强调本品可以用于多种多样属风邪为患的证候，不仅可以除湿而暖腰脚，还可治皮肤瘙痒的"风疮"。这里实际上还借用了苍耳子的解毒作用，但治皮肤疾患，子不及茎叶。明清医家记载用苍耳子疗鼻渊、鼻痓等。

因此，苍耳子单用或配伍，可主治风湿痹痛及拘挛、顽麻等症；借其疏风邪、解毒、止痛等功效，还可治疗皮肤风疮瘙痒肿痛等。关于苍耳子用于鼻渊，则尤为关注其药性。鼻渊有寒、热两种证型。寒证固然可以用味辛性温的苍耳散治疗。但如果是热证，症见流浊涕而臭、口渴心烦，则不宜用辛温药助长热势，不仅苍耳散不适用，就是苍耳子本身因其性温也不能完全适应病情，故应考虑加入石膏、黄芩、天花粉之类清热泻火、除烦止渴药物，才能取得较好疗效。

苍耳茎叶，《名医别录》载"主膝痛溪毒"。其治膝痛与苍耳子主治风湿痹痛本意相同。所谓溪毒，又称水毒，是溪水中毒虫所致的一种感染性皮肤病，初期恶寒发热，头痛心烦，骨强筋急，甚至下部生疮。古方有用苍耳子茎叶绞汁内服治疗溪毒的记载。凌先生认为，陶弘景用本品治溪毒，是以其解毒，有以毒抗毒之意。

《新修本草》首载苍耳茎叶治麻风病，言其"主大风癫痫，头风湿痹，毒在骨髓。日二服，丸服二十、三十丸；散服一二匕。服后乃皮落，肌如凝脂，令人省睡，除诸毒螫，杀疳湿䘌，久服益气，耳目聪明，轻身强志，主腰膝中风毒优良"。其中大风即为麻风，此即苍耳茎叶治疗麻风病的文献依据所在。先生进一步阐释，"苍耳茎叶能解毒，辛味可以解散风邪，性寒味苦复能清热，所以对麻风证能够奏效，足以缓和由风邪所致，以及血热而风动所致的'鼻梁坏而色败，皮肤溃疡'，以及'骨节重，须眉堕'等属于风、湿、热邪的病证"，高度评价了《新修本草》对茎叶治麻风等病证的用法及疾病转归的记载。

②苍耳叶性寒、苍耳实性温，辨证配伍治风相同：文章在对苍耳的功效和应

用研究中，重点综合了历代对苍耳实（即苍耳子）与苍耳茎叶性味、功用的认识，并阐发了个人观点。

苍耳子性温，苍耳茎叶性寒，在主治病证方面当合理选择。通过对同一植物不同用药部位的性效用对比，凌先生认为："两者都以祛风胜湿、解毒为主要功效。但苍耳实性温，温能通散；而苍耳茎叶性寒，寒可清热，这又是基本歧异之处。因而在应用方面，苍耳实以较强的通行发散力量而长于宣络通痹、疏解风湿、对于风湿痹痛、麻木瘫痪，以及鼻渊、头风等证最为有效。苍耳茎叶偏重在清风热、解毒，故尤其对于麻风、疮毒、痒疹等证效力优异。总括起来，则两者又都以一个'风'字为着眼点，具体而言，又都是以'外风'的证候为适应范围。由于古时往往把内外风混淆，病界不清，这一点是值得加以注意的。"故先生提出"辨药之药效特点对证选药"的学术观，对指导临床治病选药具有重要的实际意义。文章还专门讨论指出：苍耳不是单纯的止痛药，苍耳子具有的发汗之力也很轻，其主要通过温通流畅、疏泄风湿、调畅气机、宣通经络等发挥作用，以强调其温通之性。

③苍耳茎叶治麻风效独特：文章特别强调，苍耳茎叶对麻风病有独特的治疗价值，可单用也可入复方，内服外用（作浴剂）均宜。苍耳茎叶有类似苍耳子的祛风除湿功效，但解毒之力更强，性寒除热，更宜于皮肤瘙痒、疮毒热证。文章引《外台秘要》文字加以证实："《外台秘要》崔氏苍耳酒，'疗大风恶疾及一切诸风，乃至骨髓中毒风'，用药更多，且苍耳的茎、叶、花、果、实全用，取一石，配入牛膝根一升、松叶三斗、白商陆根二升、鼠粘子根一斗。"

全文对比了苍耳子与其茎叶的"性－效－用"异同，强调治疗麻风虽均可应用，但茎叶用之更广，尤宜于麻风病偏热者；总结、分析、归纳列举了用苍耳茎叶治麻风及皮肤瘙痒等病证的实例。这在当时，对于从中药中寻找有效改善传染性疾病麻风病的方药，具有重要的现实意义。

（3）"一药多效"辨证合理选用止痛药

凌一揆先生基于当时重视从中药中挖掘有效止痛药的历史现状，独撰了《略论中药之止痛药》文章，发表于《云南中医杂志》1980年第6期。文章虽偏于理论研究，但其具体内容自始至终贯穿着中医的辨证施治、合理用药思想。论文系统阐述了疼痛形成的原因复杂，但其关键病机为"气血失调"；强调因一药具有多效应特点，故使用止痛药应当将止痛与消除病因功效综合辨证应用，对合理选择止痛药提出了自身观点，并为其后开发"痛经口服液"产品奠定了理论基础，迄今仍有指导价值。其中有不少独到见解和创新思路。

①研究背景：文章开篇指出，"近世关于具有明显止痛作用的中药的发掘，作过不少工作。较早对于延胡索止痛机制及临床研究曾取得较好成绩，近年如对于七叶莲、雪胆、千金藤、徐长卿、鸡屎藤、两面针等的化学、药理及制剂学方面的研究迭有报道，效果肯定。此类药物或见于本草记述，或沿用于民间，有一定的实践基础和历史基础，故临床评价甚高，并已载入国家新药典。"这是文章撰写的时代背景。

②疼痛原因的复杂性：文中指出，"各药所具有的综合效用，对于病情多能兼顾，已如上述，因而此类药物的实际应用，除少数药物外，一般似不存在单纯止痛的问题。当然对于一些较重、较复杂的病证，通过适当的复方配伍来强化其疗效，并使之更切合病情，仍然是必要的"。还指出："研究中药的止痛作用将涉及诸如疼痛的病机、治法、用药等许多理论问题。"又言："由于疼痛发生的原因至为复杂，病机和治法上有标本气血、寒热虚实之殊，而生药大多功用非止一端，往往一药而有多用。故对此类药物应作具体分析，似未可概以止痛药目之。然而一些药物的止痛作用确属客观存在，具体应用亦有规律可循，就止痛作用而言，则不因上述理由而可完全否定"，即强调应辨证看待中药止痛药。再次表明凌一揆先生重视中药的功效与病证 – 病机 – 治法 – 用法等理论间的密切关系。

论文从止痛药效，疼痛证的病因、病机，止痛药物类别等四大模块进行了深入探讨，提出应合理使用中药止痛药，综合多效特征准确选药。

③疗效确切的止痛中药：如延胡索、七叶莲、雪胆、千金藤、徐长卿、鸡屎藤、两面针等有一定实践和历史基础，临床评价甚高；且有中药化学、药理及制剂学方面的支撑，效果肯定，并已载入国家药典。凌一揆先生将"麻醉止痛药"按章纳入其负责及主编的第 3～4 版《中药学》教材之中，包含了川乌、草乌、雪上一枝蒿、祖师麻、天仙子、羊踯躅、曼陀罗等药物，主张对这些药物进行深入发掘整理和研究。

④辨疼痛病因分轻重缓急而施治：文章指出，对止痛药的应用，必须要注意一药多效，"辨证用药"，还强调"中药的应用，有其独特的理论体系，应当辨证

用药。疼痛是临床常见症状，部分止痛药可直接抑制疼痛"。但引起疼痛的原因诸多，中药的一药多效，通过消除病因而改善痛证的药物则不少。如解表药中的止痛药、活血化瘀药中的止痛药、祛风湿药中的止痛药、清热药中的止痛药等，大多为消除病因和止痛两种功效并存，而不能单纯通过消除病因达到止痛的目的。

疼痛常可出现在多种疾病过程中，其程度、部位、原因、性质亦各殊，治病求本，未可纯恃止痛药物期其必效，此理甚明。若缘于气虚、血虚或虫积、食滞之证，病去则痛止，非止痛药所宜，有时且多窒碍，反于治疗不利。此外，也有一些常见的伴有疼痛或一时以疼痛为主的病证，如外感的头身疼痛、风湿痹痛，或外伤疼痛、胸腹胁肋刺痛等，缘于气血之郁滞者，实际上不妨在辨证用药这一基本前提下，选用适当的兼有止痛作用的药物，以为治疗之辅助，能较快减轻病者的痛苦。可见，正确施与止痛药，对于缓解病情或某些疾病阶段具有积极的治疗意义。

⑤疼痛的关键病机为"气血失调"：文章指出，"疼痛的病机形成，虽可缘于多种原因，但若根据治法和临床用药规律来加以概括，则疼痛产生的机制主要与气血失调有关，不外气郁、血滞，或两者兼而有之，且互为影响"。文章引《素问·举痛论》"经脉流行不止，环周不休，寒气入经而稽迟，泣而不行，客于脉外则血少，客于脉中则气不通，故卒然而痛"，阐述了卒痛之证多由邪气阻闭经络，凝泣不通，血气不行，不通则痛这一基本原理。文章又指出："临床上对于卒痛或'久病入络'之证，除祛邪以外，还应用并发展了调气解郁、活血行滞、温经通络、舒筋缓急诸法，以宣通阻闭，从根本上消除了导致疼痛的病机。"文章又依据气血的生理功能，阐述采用"调气血"在止痛方面的重要性，指出："气为血帅，故调气和血，在治法上常相辅为用，有时甚至首重调气，气行则血行，气主要是指气机，故调气的概念实际上也就是调整和改善气与血的功能状态，以确保其正常运行。而这一治疗目标，通常随病情需要，通过各种相应药物的应用来实现，并不局限于一般行气药物。"这一学术观点，迄今在临床上仍有指导价值，也为指导硕士研究生开展"中药调气化"的研究奠定了基础。

⑥"性－效"结合、"标本兼顾"，合理使用止痛药：中药学教材中所载兼有止痛作用的药物分别见于解表药、祛风除湿药、温里药、行气药、活血化瘀药

中，还有的散在于其他类别。先生指出："由于每一生药的成分及功用都不止一端，这类药物兼有之止痛作用强度不一，分别作用于机体不同部位，性质各殊，故其止痛范围常受该药主要性能功效之限制而有明确的针对性。"如解表药中的羌活、防风、白芷、细辛、藁本，在兼具止痛作用这一点上，有别于其他解表药，并各有其明确的止痛部位。文章以解表药中的细辛、藁本为例，说明二者均可主治风寒表证头痛，发挥发散风寒、止痛双重功效，但因归经不同，前者擅治少阴头痛，后者善治太阳经颠顶疼痛。又如青木香止痛，而善止胃腹部胀痛，但性偏寒又清里热，适宜于热性疼痛，若用于寒痛之证，需配伍温性药。

⑦一药多效标本兼顾：一类或一味中药具有多种功效。文章列举活血祛瘀药中的乳香、没药、五灵脂、川芎等对于气血阻滞的疼痛证较为常用，之所以有别于其他活血药，在于这些药有较明显的止痛作用。此种止痛效果不能仅从活血行滞以缓解疼痛加以解释，临床选用此类药物更多着眼于活血、止痛双重作用。再如祛风湿药中的独活、防己、松节、威灵仙、寻骨风，行气药中的青木香、沉香、檀香、香附，以及温里药中的吴茱萸、高良姜、沉香等，清热药中的金果榄、雪胆等，都分别在其相应分类归属中发挥主要功效的同时，又以止痛见长且并存，是临床用药时不可忽视的要点。可见，临床"正确运用，足以充分发挥药物的综合效用，标本兼顾，使两种功用相得益彰，从而增强了该药的有效性"。

文章强调应当正确评估各类药物止痛作用及其强度，以便于临证合理用药。这也为当今临床辨证合理选用止痛药提供了参考。

（4）必须加强中药的管理和研究

20世纪70年代后期，为贯彻中共十一届三中全会精神，加快实现卫生战线工作者重点的转移，卫生部于1979年2月在北京召开了部分著名中西医专家、教授及西医学习中医有关同志参加的中西医结合座谈会。围绕继承发扬中医学遗产、为实现医学科学现代化做贡献这一中心问题展开了讨论。基于此背景，就中药的贮存、质量管理等问题对中药内在质量的影响，应当如何有效加强管理，凌先生独撰了《必须加强中药的管理和研究》文章，发表于《医学研究通讯》1979年第6期。

①重视影响中药质量和临床疗效的因素：当时中药材供应的数量和质量存在严重不足，如多年生药用植物的采多种少、流通渠道不正常，以及价格低廉、运

输原因等影响，导致药源短缺；品种混乱、加工炮制欠规范、中成药质量不高（尤其用料、配方、工艺、卫生等不合要求）、药材长期积压导致霉变等均严重影响中药质量；误采误收、贮存不当、煎药失宜、称量不准等，影响临床疗效。针对当时情况，凌一揆先生提出应加强对中药的管理，保证质量，进而确保临床疗效。

②重视中医药理论与方药性效的研究：基于当时中药研究现状存在的问题，先生指出，中药"研究的深度、广度都还不足，特别是密切结合用药理论与法度的研究较少，而离开了这些，中药研究势必成为无本之木、无源之水。"强调开展中药实验研究，紧密结合用药理论的重要性。如现代传染性疾病的研究，首先应当研究中医的病因、病机及治法规律。先生指出，"研究外因与内因、局部与整体的关系，疾病过程中正气与邪气的消长、变化等情况，确定祛邪和扶正的方法，还要特别重视促进机体功能的协调和恢复，这就不单纯是药物对病原体的直接作用所能包括得了的"，即主张在中医理论指导下开展实验和临床研究。

针对复方的研究，凌先生倡导"以治法为依据""以各种药物特性为依据"，研究层次"应当有分有合，既研究单味药，也研究复方，而后者目前尤应重点研究"，提出"复方的研究既应包括中医理论、用药法度，也包括单味药物的研究"。这种强调"以理论为根"，重视方药的性效及奏效原理研究的思想，对当今指导中药理论与应用的实验研究，具有重要的指导意义。

7. 中药调节作用与服药时间规律

一味中药具有多种效能，在临床上发挥着广泛的治疗作用。硕士研究刘红、琚伟在导师凌一揆、雷载权共同指导下，在刘继林老师的协助指导下，重视中药对人体气化功能的调节，并关注中药的多重作用，完成了《论中药调节气化作用》（1983 年成都中医学院硕士研究生毕业论文）和《对中药双向调节作用的探讨》（1986 年成都中医学院硕士研究生毕业论文）。博士研究生谢恬重视中药服药时间规律的研究，撰写的《中医择时用药疗法初探》学术文章发表于《成都中医学院学报》1990 年第 3 期。

（1）中药调节气化的研究

1982～1984 年，硕士研究生刘红在凌一揆导师指导下，依据中医临床用药经验，基于整体动态观思路，对中药调节气化作用进行了系统探讨，撰写《论中药调节气化作用》，认为气化过程是人体生命活动的基本过程，气化失常是发病的根本机理。前人重视对人体气化的调节，有"医不讲气化，不可与言治病用药"之说，即强调中医"治病的根本目的是调节人体气化"。论文从气化认识、中药调气化基本方式、人体气化状态对中药功效的影响及研究中药调气化的意义和展望四个部分进行了论述。

①广义的气化即指气的运动变化：依据《黄帝内经》对气化的相关认识，总结"气化"有三方面的内涵。

关于气化的含义：一指"人体精微物质的化生和转化，为体内代谢物质的同义词"；二指"广义气化指水谷转化为精微和糟粕，狭义气化指三焦之气的流行宣化"；三指"气、血、精、津的相互转化和脏腑的某种功能活动"。基于经典论述，论文作者提出自身观点：气化即指气的运动变化，包括两个方面。其一是"构成人体的基本物质——气的运动变化及其伴随发生的能量转化"，是人体生命活动的基本形式；其二是"自然界五运六气的错综互变，运转不息，导致气候迁变，影响万物生长化收藏，对人体健康和疾病产生一定影响"。

关于气化的生理：引用《黄帝内经》中对脏腑生理功能的精辟语言，对气化的生理展开讨论。人体生命活动的基本过程就是气化过程，主要包括体外物质（饮食水谷及清气等）的吸收、转化和体内物质（气、血、精、津）之间的相互转化，产生功能及气化终末产物（汗、尿、粪）的排泄。人体各个脏腑、经络、组织、官窍的有机协调，精密联动，产生气化。其中五脏是完成气化的中心环节，三焦总司全身气化。

关于气化的病理：五脏六腑在生理和病理上的联系都是脏腑气化相通的反映。气化失常是人体发病的根本病机。《素问·举痛论》指出："百病生于气也。怒则气上，喜则气缓，悲则气消，寒则气收，炅则气泄，惊则气乱，劳则气耗，思则气结。"可见，各种致病因素作用于人体，产生一系列病变的根本机理是人体气化受扰而失常，通常表现出气化不及、气化不利、气化太过等形式。先天不足，后天失养导致气化之源不足，不能维持机体足够的气化活动，产生一系列以虚证为主的表现；由于某种致病因素，抑遏机体气化，不能行使正常生理功能，产生以壅滞为主的病变；由于致病因素干预，机体气化失于协调平和，导致亢旺的气化状态，出现一系列以热为主的病理表现。如临床上脾虚肝旺、肝郁气滞、肺气壅滞等病机均为气化失调的病理表现。

②中药调气化的基本方式：基于上述气化失常病机，针对其性质和环节，配伍用药，则当"审察病机，无失气宜"，以药之所利，调其气，使其平。通常运用中药以"充养化源，复旺气化；流行宣通，振奋气化；清凉潜镇，平抑气化；消除外邪，维护气化"，使气化复常。

第一是充养化源，复旺气化：这是改善化源不足、气化不及病理状态的一种调节方法。若气化不及，则以补养为要。物生从于化，化乃生形气。化源充足，生化乃旺。有的中药含有供气化所需的营养物质，以促进气、血、精、津的化生，补充化源。如《中药学》所载补益药53味中，46味含营养物质，占87%。血肉有情之品所含营养物质较丰富，叶天士等喜用之治虚劳。植物类补血药、养阴药虽不含津血，但能通过促进阴血、津液化生的作用，充养滋润人体。如通过补气白术促脾气化生，用于脾气不足，运化无力之证，可收健运升清、化湿止泄等多种功效。黄芪补气又升阳举陷，通过促进和调节肺脾脏腑的气化功能，改善肺脾气虚证及中气下陷。论文提出"充养化源，复旺气化"的用药警戒思想：若系气化不利，化源不虚的"真实假虚证"，则当疏利气机，不可误补益疾。

第二是流行宣通，振奋气化：这是改善病邪抑遏人体气机，致气机壅滞病理状态的一种调节方式。气化不利，则功能难以发挥，故治当流行宣通，振奋气化。大部分中药即通过这种形式调节气化。如解表药的发散之性即是振奋气化，通过改善病理气化状态，增强抗病能力以达到祛邪外出的目的；泻下药具有宣通胃肠气化以行通降的作用；温里药治疗阳遏寒实或阳虚阴盛等证，有散寒消霾、回阳救逆之功，表明温里药有温、宣阳气的作用（如附子温宣心肾阳气，为治心肾阳衰、阴寒重症的要药）；行气药大多辛温芳香，能宣通脏腑气化，发挥推动、宣达功能；活血化瘀药能宣通气化以畅血脉，而收通经祛瘀之效。文章另用大量篇幅列举阐释柴胡的功效，如通表里，以改善邪在少阳半表半里证、三焦气化不利之证；调升降，以改善三焦气机郁结、升降失调之证；助运化，促进脾胃健运，改善脾胃气滞证。针对气化不及所致之"真虚假实证"，当慎用具有振奋气化作用的中药，否则，愈振愈虚。

第三是清凉潜镇，平抑气化：这是改善气化太过，形成亢旺等阳热有余病理状态的一种方式。通常当损其有余，协调功能，避免化源内耗。如"气有余便是火"，清热药用于热证，收清热解毒、泻火凉血之功，呈现出平抑阳气作用。如石膏平抑肺胃气分亢旺之阳热，长于清泄气分实热，常用于伤寒阳明经证和温病邪在气分所致壮热、烦渴等症。平肝潜阳、息风止痉药可平抑亢旺之肝气，使气化复常。平肝潜阳药常用于肝肾阴虚于下、阳亢于上之眩晕头痛，如石决明、赭石、珍珠母等；息风止痉药则常用于肝阳上扰，气化太过，肝风内动所致痉挛抽搐，如羚羊角、钩藤、天麻等。文章指出，对化源不足而表现出的虚性亢旺证，则不可滥用具有平抑气化作用的中药，以免遏伤气化。如对"阴虚生内热"之证用苦寒泻火药，不唯热不退，反凉遏伤阳，即所谓"寒之不寒，责其无水"，治当壮水之主，以制阳光；气虚身热者，当用甘温益气；若误用苦寒，必遏伤气化，而热更不得除。

第四是消除外邪，维护气化：这是改善病邪扰乱人体气化功能所处的病理状态，消除干扰因素的一种方式。病邪主要包括外感六淫邪气、疫疠邪气、寄生虫（肠道寄生虫、疟原虫、血吸虫等）侵入人体，扰乱人体正常的生理功能，气化失调。通过解表、清热解毒、驱虫、抗疟等治疗，以消除邪气，维护气化，使之复常。

中药调气化还与药物作用部位有关。如果作用于气化中心环节的药物，既能调本脏气化，又可调节本脏所属之体、窍等各从属环节气化，还可影响其他脏腑。一味中药常具数种调节气化的作用，在临床应用中随病情或配伍的不同可分别取效，或协同收功。如大黄既具有平抑阳气以清热泻火的作用，又具有通腑泻下、活血化瘀等宣通气化作用，故长于治热结便秘和下焦蓄血证，通过多路径调节气化。

③人体气化状态对中药疗效的影响：中药功效不仅与其调气化作用性质相关，也与作用部位有关，还与人体气化状态有关。因中药在体内需经过吸收、分布、转化、排泄等一系列过程，机体的不同气化状态对药物感受性存在差异。

第一是影响中药运化过程：人体脏腑气化状态影响着中药吸收、输布、转化、排泄。论文引沈括所言："人饮食及服药，既入腹为真气所蒸，以至金石之精者，如细研硫黄、朱砂、乳石之类，俱能飞走，融结者皆随真气洞达肌骨……及其势尽，滓秽传于大肠，润湿渗入小肠，皆败物不能变化，唯当退泄耳。"描述了中药的运化过程，并认识到中药疗效与人体气化状态密切相关。脾胃气化状态直接影响中药的吸收，故许多医家治病首重脾胃，意在保证中药吸收过程的正常进行。其在方剂中多配伍姜、枣，意即调和脾胃气化，有利于方药吸收、转化。

第二是气化状态决定对中药的感受性：诸多中药对人体正常气化功能无明显影响，但对病理性气化状态则作用显著。如茯苓对健康人无利尿作用，但对水湿内停患者则有显著利尿作用。实验发现：某些助阳药对"阳虚"模型动物能增强耐冷能力，对正常动物则不产生此作用。一味具有数种调节气化作用的中药在某种病理气化状态，不一定全部发挥作用。如当归能促进血液化生，又能活血化瘀，对血虚病证主要发挥前种作用，收补血之功；而对瘀血病证，则以活血化瘀为主。体质不同，服相同药物产生的效应也各自有异。如肥胖痰湿之体，服滋阴药易助湿；体瘦多火之人服热药容易化火。表明人体气化状态决定了对中药的感受性，不同气化状态对中药功效的发挥有一定影响。

④调节气化的重要意义：气化理论是中医基础理论的核心部分，体现了人体相互联系、运动变化的整体动态观思想，较为深入地反映了人体生命运动的本质。

第一是发展中药理论：中药理论的发展与中医理论紧密相关，文章提出，可借助现代科学技术，结合中医临床用药经验，深入研究中药调节气化作用，弄清具体作用性质和环节，有助于进一步阐明中药作用机制，丰富、发展中药理论。

第二是指导临床合理用药：辨证施治是中医理、法、方、药在临床上的具体运用。"证"是人体在致病因素作用下气化失常的综合表现。运用中药对证的治疗，就在于针对气化失常的性质和环节进行调理。因此，深入研究中药调节气化作用，用之指导临床，能提高中药配伍应用的准确性，充分发挥药物作用，提高临床疗效。首先要注重气、血、精、津的相互转化，明确其相互转化、相互为用间的关系，针对气化失常之病机，用药兼顾，则可提高疗效。明确配伍机制，针对人体气化失常的性质和具体环节，了解中药调气化的作用机制，指导配伍用药，相辅相成，或相反相成，就能发挥配伍药物的综合作用，避免不良反应。补泻配伍，主要用于气化不足及兼气化不利的虚实兼夹证；寒热配伍，主要用于气化紊乱所致寒热错杂证；升降配伍，主要用于气化失常致升降紊乱病证。

第三是开辟中药研究路径：中药学与自然学科中的某些学科有着潜在联系。对中药的研究，经过了广泛探索和经验积累，逐步形成了多体系的研究方向和方法。如提取有效成分，分别从药理学、免疫学、生物化学等角度研究中药药理。虽取得了一些成绩，但基本上仍然是以西医的观点来评价中药功效，对于中药的研究，还没有形成高级的多学科整体综合研究。论文指出，在气化理论的指导下，结合控制论、系统论、信息论等先进思维方法，以及生化、植化、分子生物学、药理学等有关知识，利用现代科学技术，深入研究中药调节气化作用，对于研究中药作用机制无疑是一条有希望的途径。

综上，论文强调了中药调节人体气化的重要性，并结合中医对气化生理功能和病理改变的认识，阐述了中药调节气化的基本作用及部分机制，为发展中药理论、指导临床合理用药、开展现代化研究提供参考，体现了"理论与实践结合"的学术思想和临床中药学的学科特色。

（2）中药的双向调节作用研究

1984～1986年，硕士研究生琚伟在凌一揆导师指导下，开展了中药的双向作用调节研究，撰写了《对中药双向调节作用的探讨》论文（1986年成都中医学院硕士研究生毕业论文），重点从中药双向作用概念、来源及发展简史，影响中药双向作用的因素，中药双向调节作用机制，中药双向调节研究展望四个方面对中药双向调节作用进行了阐述。

关于基本概念：论文指出，中药的双向调节作用是指单味药物或复方因受某些因素影响，其作用发生双极性转化，从而对同一机体或不同机体产生两个性质相反的作用。其影响因素主要包括机体因素，即机体状态；药物因素，即用药剂量的增减、给药路径、炮制、配伍及所含成对的拮抗成分等。其双向调节分为两种类型，趋中型双向作用和偏高型双向作用。前者指某种药会兴奋不足或抑制过亢，从而使失调的机体或过量偏少的生理物质由病理量级水平恢复到正常中介水平；后者指某些中药能从正反两方面使机体功能暂时偏高，最终有利于疾病恢复。

关于其发展源流：有关药物双向作用概念的提出，源于近代西药药理专著。药理学家在实验中发现，受多种因素影响，药物会发挥相反作用。在20世纪20年代，美国学者发现中药升麻对未孕子宫呈兴奋作用，而对妊娠子宫则呈抑制作用。论文列举多个药理实验结果，表达人们已经注意到"双向作用"的存在。20世纪60年代，苏联学者提出了"适应原样作用"，即指提高机体在各种有害因素刺激下的适应能力，纠正机体的两极性病理变化，使之始终朝着有利于正常生理功能的方向发展。从 20 世纪 70 年代开始，大量中药的药理实验研究资料提及"中药双向作用"语言。20 世纪 80 年代，部分专家充分肯定了中药双向作用的存在和研究价值。

①中药双向调节拥有相对性：论文以中医动态观思维，讨论影响中药双向调节作用的因素，其中之一是机体因素。机体所处的功能状态，可调节或改变中药双向作用。文中引用现代药理实验对单味中药如黄芪、刺五加、三七、升麻、人参，方剂如补中益气汤等的研究，分析说明人体各组织器官及其功能活动始终处于动态变化之中，加之一药具有的多效特点，因此对机体所处不同的病理状态调节的结果不一，并提出了"中药双向性"具有相对性的学术观点。

②机体的不同状态干预双向调节：机体对功能的强弱呈"抑亢强衰"调节，对物质的多少呈"泻补"调节，使之趋于中间状态而恢复常态，即"趋中型"双向调节。论文提出有一种"偏高型"调节（如概念指出），使机体暂时处于"非常态"两极病理状态，在药物作用消除后，有利于机体功能最终恢复原状。论文举大承气汤，既能增加毛细血管通透性而抗炎排毒素，又能降低毛细血管通透性而防止毒素侵入，推测"偏高型"的双向调节，也许与中药"祛邪"作用有关。

③药物自身因素影响双向调节：每味中药含有多种成分，其发挥双向作用也许与所含拮抗作用成分相关。如川芎挥发油升血压，水溶性成分降血压；当归挥发性成分抑制子宫兴奋性，而水溶性成分兴奋子宫平滑肌等。

有的药物其双向作用可源于相同成分，只是作用位点不同。还以麻黄为例，即使含有作用相反的拮抗成分，最终其总体效应与其所含拮抗成分量的多寡有关。拮抗成分由中药具有的天然属性所确定，而外界施与的条件也可影响药物的双向调节作用。如炮制、配伍，可影响中药双向调节作用。通过炮制，一方面改变所含拮抗成分对病理状态的调节；另一方面可调节拮抗成分的比例。配伍调节双向性可能在于中药自身具有双向作用，但不甚显著，分别配伍不同类型药物使其潜在的双向作用得以充分显现发挥。拮抗性配伍，是针对矛盾的病理状态，或防止、纠正某些药物的毒副作用。

④剂量调控双向调节：中药剂量的增减是影响双向调节作用的主要因素之一。药理实验显示，绝大多数药物呈小剂量兴奋、大剂量抑制规律。论文对王浴生主编的《中药药理与应用》书中所载近 200 味中药的研究资料进行统计，结果显

示，约 97% 表达呈小剂量兴奋、大剂量抑制效应。需要说明，中药大剂量呈中枢抑制，如果是药物对靶器官或神经的麻痹毒副反应，则不纳入双向调节作用讨论范畴。而有的中药，其呈剂量依赖性的双向作用由单一成分所致，但绝大多数由药物拮抗成分引起。此外，有的药物则相反，小剂量抑制、大剂量兴奋，如大黄小剂量止泻、大剂量泻下等。

⑤顺势、逆势、顺逆势双向调节机制：总体而言，中药的双向调节作用是药物对机体自身双向调控系统的特殊调节形式。

第一是基于器官水平：药物可能分别作用于机体双向控制系统的两个对立面；或直接作用于其中一个方面，间接调节两个对立面的拮抗关系。如三七，既能激活凝血因子而止血，又可促进纤溶系统而抗凝活血。通过多个例子，论文总结调节机制拥有"顺势双向调节""逆势双向调节""顺逆势双向调节"三种特点。所谓顺势，即顺应功能的正常趋势，指某药对靶器官的两种相反的生理功能趋势分别起正向促进作用，如人参对中枢神经的双向调节作用；逆势，即拮抗病理变化趋势，指某药对靶器官的两种相反的病理变化趋势分别起阻止作用，如当归抑制子宫痉挛、兴奋麻痹子宫。顺逆势，指某药既能正性加强靶器官的生理功能，又可抑制靶器官的病理性亢进，如茵陈对胆囊的双向调节。

第二是基于分子水平：论文环磷酸腺苷和环鸟磷酸腺苷这对核苷酸系统讨论了中药的双向调节机制，引用现代对黄芪、甘草的药理实验研究结果，结合核苷酸系统的双向作用，阐释了中药双向调节机制。

⑥构想采用综合模式深入研究双向调节：论文一方面建议对中药双向调节的现代化研究当基于分子水平，从深度开展机制研究；另一方面期望将中医治法与中药双向调节作用相结合，从广度开展研究。基于文献挖掘：收集具有双向药理指标的中药与传统论述及用法有密切"相关性"的内容，关注是否具有显著性的剂量依赖性双向作用，探明"逆转作用最小剂量与麻醉致死量的差值"，并予以再评价。关注复方研究：复方研究具有复杂性，提出应注意设置多重药理作用指标。还建议采用综合方法，研究中药双向调节作用。

该论文虽属于文献研究，但总体内容均结合了现代药理研究结果，分析了中药的双向调节作用，从不同程度反映出作者继承了导师凌一揆先生倡导的"传统与现代结合"学术思想。文中还将其与传统所言"一物二气"理论予以了区别讨论，为今后深入研究中药的双向调节作用提供了一定参考。

（3）中医择时用药规律研究

20 世纪 80 年代初，国际上对时间生物学的研究热潮不断兴起，中医药学术界也逐步开始关注这一科学问题。人们对时间中医学的研究大多集中在"时间医学"和针灸子午流注理论及"择时针刺疗法"方面，而关于"择时用药"论文报道则较为鲜见。凌一揆先生经常提及中药临床用药无不渗透着时间药物学的学术思想，如"鸡鸣散"服药时间等。

基于此背景，1988～1990 年，博士研究生谢恬在凌一揆导师的影响下，采用文献挖掘手段，从中医古籍中寻找有关择时用药的方法和经验，并予以总结归纳，将具有一定规律、能体现"时间药学"学术思想的用法加以整理，撰写了《中医择时用药疗法初探》文章，发表于《成都中医学院学报》1990 年第 3 期，重点对中医择时用药的一些规律性进行了探讨。文章既有传统理论认识的支撑，又结合现代药理研究结果予以分析，探寻和总结在中医领域择时用药疗法的规律，归纳为以下几方面。

①平旦宜服通阳补肾药：文章收集了明代方贤《奇效良方·诸虚门》中记载的 60 余首温阳补肾方药，其中要求平旦空腹服者达 50 多首。如延生护宝丹"早空心用温酒入炒盐少许送下"、补精膏"每日空心服一匙"等。清代医家叶天士在《临证指南医案》中使用温阳补肾方药（丸、膏、汤剂）时，也大多注明早晨服用。如"早服加减八味丸"，"早服肾气丸"以"摄纳下焦散失之阳"，"早用封固佐升阳法"。文章提出该服药方法的理论依据为《灵枢·营卫生会》中"平旦阴尽而阳受气矣"，认为肾阳虚者，宜在平旦阳气初升时用温阳补肾药。现代研究证实，大多数温阳补肾药具有调节内分泌的作用，如附子、巴戟天、鹿茸、紫河车等药含有激素样作用物质。由此可见，晨服温阳补肾药，确有一定科学道理。肾阳虚患者的皮质激素在体内的分泌及对垂体促肾上腺皮质激素（ACTH）敏感性有昼高夜低的节律，上午 8 时左右是分泌峰值，午夜至上午 8 时的分泌量为全天总分泌量的 70%。目前西医用激素来调整和补偿治疗时，大多让患者在早晨 7 时左右服用全天总量的 2/3 以上，并证实此方法疗效最佳、副作用最小。该观点为平旦补肾阳择时给药法提供了理论和实践依据。

②入夜宜服滋阴养血药：这种服药方法的使用，最早出自明代薛立斋。古人

认为夜间是阳消阴长之时，滋养阴血药宜在此时发挥资助作用。明代薛立斋用六味地黄丸养阴常强调入夜时进药，有"夕用六味"之说。《证治准绳》中以麦煎散、连柏益阴丸治阴虚劳热，亦主张夜间服用。六味地黄丸具有抑制中枢神经系统兴奋性及皮质激素、甲状腺素等分泌亢进的药理作用，故晚上服用，可以改善潮热盗汗、虚烦失眠等症状。

③午前宜服益气升阳药与发汗药：益气升阳药的午前服用时间记载，见于李东垣、罗天益等。其理论依据出于《素问·金匮真言论》："平旦至日中，天之阳，阳中之阳也。"李东垣在其《脾胃论》中所载的升阳益胃汤宜"早饭午饭之间服之"；补中益气汤宜"食远稍热服"，即早饭后间隔一段时间再服。丹波元坚亦认为此类药宜"早饭后温服"。文章总结性指出："午前为自然界及人体阳气旺盛之时，若其人脾胃气虚，应趁此时服用温阳益气药以培补之。"关于发汗药的午前服药时间论述，见于李东垣、王好古。在论汗法时，两位医家均认为应在中午以前阳气旺盛时间使用，午后为阴分，不当发汗。

④五更宜服宣泄利湿药：该类药物的服用时间记载，见于《证治准绳》（王肯堂），提出了具有宣散湿邪、下气降浊的鸡鸣散宜清晨五更时服。书中详细描述其用法为："两次药汁相合，安置床头，次日五更，分作三五服。"王肯堂阐述其原理时指出："鸡鸣时服之，从阳注于阴也。"（《古文选注》）龚廷贤用金不换木香丸和沉香快脾丸宣泄退肿，介绍其用法为：消头面肿，五更初葱白酒送下，消中膈胸腹肿，五更初用陈皮汤送下；消脐以下脚肿，五更初用桑白皮汤送下等。可见，他对很多方剂都提出了"五更"时段的服药要求。

⑤暮时宜服平肝息风药：《素问·脏气法时论》中"肝病者，平旦慧，下晡甚，夜半静"是肝病时间变化规律的最早描述。暮时约为酉时，阳明经气当旺，此时肝肾素亏，阳不交阴，易于化火生风，导致气血逆乱。下晡相当于酉时，故在暮时使用平肝息风之剂，可以避免中风发生。

文章举《临证指南医案》中风门病案，"晚用健中运痰，兼制亢阳火动风生"，药用人参、制半夏、茯苓、陈皮、川黄连、天麻、钩藤、蒺藜等，再诊用天冬、明天麻、蒺藜、鲜竹沥等，均要求"午食远服"。在痰门中又有"痰火上盛，肾气少摄，朝用通摄，暮服清肃上焦方法，药用羚羊角、半夏、茯苓、橘红、黑栀皮、郁金、苦丁茶煎汤法丸，暮服"的记载。曾有学者观察到高血压患者在未用降压药时，平均血压以每日 19 时为最高。所以高血压脑出血患者的发病以每日 18~20 时最多，故主张每日 18 时左右加强治疗，以避免脑出血的发生。此即平肝息风药适宜于暮时服用的理论和实践依据。

⑥疟疾发作前服截疟方药：该类药物的服用时间记载首见于《素问·刺疟》："凡治疟，先发如食顷，乃可以治，过之则失时也。"张仲景用蜀漆散治"牝疟"指出"未发前以浆水服半钱"。李用粹的《证治汇补》载："儿疟方发之际，不可服药，须于未发两时之先。"这些均以提示治疗疟疾应于发作前服药。

此外，文章还阐述了安神镇静药宜临卧服、驱肠道寄生虫药宜空腹顿服的理论和实践依据。有关安神药的服药时间依据：《普济本事方》辰砂远志丸的服用要求为"每服三五十粒，夜卧生姜汤送下"；《世医得效方》卷七天王补心丹"每服一丸，临卧灯心、大枣煎汤送下"；《张氏医通》卷十四远志丸"每用五十丸，睡前温酒送下"；《证治准绳》酸枣仁汤也有相应要求，用酸枣仁治失眠，宜研粉临睡时服用效果较好。关于驱虫药的服药时间依据：《杂病广要》疗蛔虫心痛鹤虱散方要求"平旦服二十丸，日只一服"；《广济》治疗蛔虫、寸白虫方亦要求"空腹煮大枣汤服"，使君子散方治小儿蛔虫有"空心饭饮下"等记述。文章探讨的服药时间和方式，迄今对临床用药仍然具有指导意义。

8. 川产道地药材研究

20 世纪 70 年代，凌一揆先生倡议和策划了《四川中药志》的编撰和修订，十分关心和重视四川中药材的发展。先生关注对川产道地药材的系统研究，负责指导"川芎"的系统研究；支持开展四川边远地区峨边县中药材朱砂莲的开发研究，并进行了成果转化；独撰了《四川中药概况》文章，发表于《成都中医学院学报》1982 年第 3 期。先生对四川中药材资源的合理开发利用及资源保护做出了贡献。

（1）四川为著名中药材之乡

凌一揆先生拥有深厚的文学功底，在文章中描绘四川周边地貌特征、物产及药材资源丰富概况时，语言精妙，形象生动，令读者有身临其境的感觉。文章开篇写道："天府之国的四川盆地，西起景色壮丽的康藏高原，东至绵亘曲折的大巴山麓，北始巍峨峻拔的剑门群峰，南到温暖湿润的金沙江河谷，其间山川林海，丘陵平畴，千里草原，气候和地理条件复杂多样，物产丰富。正如左思在《蜀都赋》中所说是'百药灌丛，寒卉冬馥，异类众移，于何不育'，因而天然药材资源的种类，也十分繁富。"

文章从四川中药资源、药材品种种类在全国所占的地位，阐明四川是"我国中药材生产的主要基地，著名的药材之乡"。依据20世纪70年代末有关部门对中药材资源普查资料进行的不完全统计，当时四川省的中药品种已达3000种以上，其中四川的大宗主流商品药材产量约占全国的1/3。可见，四川是我国中药材生产的重要基地和著名的药材之乡。

（2）川产著名的代表性道地药材

现存最早的药学专著《神农本草经》记载，在公元2世纪以前，蜀郡、巴郡、汶山、犍为、青衣川谷、严道等地出产朴硝、石菖蒲、黄连、巴豆、干姜、蜀羊泉、麝香、蜀椒、蜀漆等常用中药，誉满全国。其中，蜀漆截疟祛痰、黄连泻火解毒、麝香开窍醒神、巴豆泻积、干姜温中等功效，沿用至今。除野生药材外，在药材由野生野长变为人工培育的长期实践中，四川人民积累了极为丰富的中药材生产技术，使川药的产量和质量都日臻上乘。如天麻、杜仲、川芎、川贝母、羌活、黄柏、冬虫夏草、花椒、党参、麦冬、白芷、附子、川牛膝、川续断、脆蛇、熊胆、虫白蜡等均为四川道地药材。凌先生赞誉为"似颗颗璀璨夺目的明珠，历来驰誉中外，人所信仰"，再次体现了深厚的文学修养和文字功底。

（3）川产道地药材"采、种、制、用"四要素

文章基于四川医家撰著的本草文献，评述了川人为中医事业所做的重大贡献："如李珣的《海药本草》、韩保升的《蜀本草》、唐慎微的《经史证类备急本草》，有重大影响。其后的刘善述《草本便方》《天宝本草》虽刊不广，非人所皆知，但因其记载了大量民间用药经验，更是弥足珍贵。"新中国成立以后，成都中医学院中药系、中药研究所、中药材公司等教学、科研、生产机构相继成立，加之多次四川省药物资源普查组织专门人才对相关资料加以整理，出版了《四川中药志》。药材生产技术也取得了一定成果，"不仅解决了一些稀缺药材的来源，而且大大丰富了四川的中药材品种"。另外，现代技术的应用、中药剂型改革、中成药生产、中药的成分分析、药理实验等均有很大发展。

为了反映四川道地药材在采、种、制，特别是临床应用方面的珍贵经验，凌先生特别建议"学报开辟'天府药珍'专栏，刊登就川产药材上述任何方面内容

的稿件"，首次提出了川产道地药材"采、种、制、用"四要素。以上内容不仅为研究川产道地药材提供了参考，并为当今成都中医药大学中药学专业人才培养目标设置所提炼的"采、制、性、效、用"奠定了基础，影响很大。

此外，凌一揆先生倡导并支持科研团队，开展了国家"九五"期间"川产道地药材川芎"的研究，发表《川芎地上部分挥发油化学成分的研究》《薄层扫描法测定川芎不同部位阿魏酸的含量》等文章。先生认为，川芎地上部分（茎和叶）挥发油的化学组成与地下部分（根茎）挥发油基本相似，均含有藁本内酯、新蛇床酞内酯、3–丁叉苯酞等成分，只是含量有所差异；川芎地下根茎部分的阿魏酸含量明显高于地上茎叶部分，为挖掘川芎药用部位的利用价值提供了参考。

20 世纪 80 年代初，四川省峨边县进行的朱砂莲野生变家种研究获得成功。凌一揆先生关心和支持该地区中药资源的利用与开发，专门组织研究团队，交由其弟子李祖伦负责，开展了四川朱砂莲的相关研究，发表了《四川朱砂莲对实验动物体温的影响》文章。研究结果显示，四川朱砂莲不仅对发热大鼠有明显解热作用，且能使正常大鼠体温下降，并使低体温大鼠的体温进一步下降，提示朱砂莲对体温有较强影响。这与历代对朱砂莲之苦寒去大热认识一致。文章指出：朱砂莲只适宜于热证而不适宜于寒证。"四川朱砂莲研究"获四川省中医药管理局科技进步三等奖。该项目所开展的基础研究，为其后川产道地药材川芎、朱砂莲等产品开发和成果转化做出了重要贡献。

9. 研究 1977 年版《中华人民共和国药典》（简称《中国药典》）

凌一揆先生是我国药典委员会委员，参与五年一度的药典的修订工作。1978～1980 年，硕士研究生张廷模受凌一揆导师的指导和学术影响，勇于开展"学术争鸣"，专门针对 1977 年版《中华人民共和国药典》中存在的值得商榷的问题展开了探讨，撰写了《学习〈中华人民共和国药典〉（1977 年版一部）的体会》学位论文（1980 年成都中医学院硕士研究毕业论文）。

基于该版药典的修订背景，论文阐释了撰写是在贯彻中央"要有科学的内容，民主的形式，大众的方向，尽可能发扬中国国有的特点，并尽可能适合中国国情"精神的指导下进行的，该版药典虽较之既往的药典有很大改观，但还有一些问题值得研究。故论文重点从成功之处、几点商榷两大部分进行了阐述，期望药典在下一版修订时，在名称、性味、功能与主治等方面突出中医药的独特理论。

　　论文对 1977 年版《中国药典》开展了认真深入的研究，挖掘其成功之处，指出药典中的不足，并提出建议为下一版药典的修订提供参考。

　　（1）成功之处

　　①药典质量标准更臻完善：论文指出，"药典是规定药品质量标准的法典，《中国药典》必须肩负着解决中药质量的使命"。对比 1963 年版药典，论文指出，药材质量鉴定方法较原有的宏观、经验鉴别，更加突出了现代科学成果，制定了"中草药检定通则""中草药及成方显微鉴别法"及其他理化测定和检测方法，对 450 多个品种规定了具体的理化、显微鉴别方法；对麻黄、雪上一枝蒿等 38 种药材，以及对川乌、草乌、马钱子等剧毒药物的炮制品规定了含量测定方法和测定指标。论文评价这些内容"开拓了科学检验质量的先河"。

　　②较之前版更符合中药的使用特点：论文用大量文字反映了 1977 年版药典吸收了不少用药的新成果，增加了经典药物功能，扩大了主治范围；新品种取代了疗效差、资源匮乏的品种，且反映了新的研究成果；合理处理混乱品种，淘汰来源困难品种，吸收外来品种。该部分内容甚为丰富。

　　增删品种，讲求实用：删去了 1963 年版药典中冷僻品种，如干漆、马宝、玄精石等；增收毛冬青、鹤草芽、穿心莲等 318 个新品种，共收 882 种（含提取物及制品 153 种），较之上版只收中药 446 种，不论在数量，还是在吸收民间草药方面均形成鲜明对比。该版药典还重新挖掘出如五加皮的"补气强壮"之效，认为其适应原样作用更胜于人参。再如四季青其叶入药，首载于《本草拾遗》，现代证实其有"清热解毒、祛瘀消肿"作用而被药典肯定。

　　正本清源，厘清品种：论文指出，药典对使用有别的混乱品种，采用了重视临床疗效、另定名称与正品并存的方法，以兹区别入药。如北鹤虱与南鹤虱，大血藤与草血藤，五加皮与香加皮，败酱与白败酱、苏败酱，绵马贯众与紫萁贯众等。而对同名异物者，仍视为一味药，收载一个标题下，逐一叙述。1977 年版药典在石斛、麻黄等 137 个药物名称下，列 339 个植（动）物品种。淘汰来源困难品种，消化吸收外来药。沉香在 1963 年版药典中有两个品种，其中瑞香科沉香产于印度、马来西亚等地，自 1955 年广东、广西发现大量同类植物白木香，故采取人工结香措施，大大提高了产量，已不再依赖进口，故进口沉香不再保留。

③更具民族特色：论文指出，中药除矿物制品外，还有青黛、冰片、射罔等植物提取物。射罔一物于《神农本草经》就有记载。而明代的《白猿经》则详尽记录了提取物的特征，如"面如结冰"、状如砂糖样的（乌头）生物碱结晶。1963年版药典将中药提取物及其制剂均纳入"化学药"，收载于药典二部；1977年版药典则将其纳入药典一部，并有43个提取物和110种制品附于原药材后，真实反映了我国制药历史和本来面目。1977版药典还收载了很多少数民族药，如蒙古族、藏族等9个少数民族习用药32种，成方制剂28种，填补了1963年版药典的空白。

此外，1977年版药典还改进了麦冬、远志、枳壳、杏仁的炮制方法，充实了"制剂通则"，附列了"成药制剂中本药典未收载的中草药及炮制品"，汇集了"毒剧药表"等。

（2）几点商榷

任何著作都有时代的局限性，也会存在一些问题，药典也是如此。因此，论文作者还针对药典中存在的不足进行分析、阐述，重点提出了有待商榷和有待完善的建议。

①建议应当进一步规范药典的中药名称：作者基于我国地域辽阔，中药品种繁多，语言纷繁，历代有同物异名现象，再有除正名外，还有商品名、俗名、地方名、附名等，尚存在同一植物不同用药部位等现状，指出1977年版药典还存在以下不当现象。

正名选用不当：论文建议"羊踯躅果不应改呼八厘麻""莨菪子不宜再称白莨胜子"，以历代本草文献为依据，逐一进行了详尽阐释。

存在一物前后异名现象：如枫香脂，1977年版药典出现3次，先后用4个名称。其正名为枫香脂，附名用白云香，小金丸用白胶香，伤湿止痛膏中用芸香，尤其芸香又见禾本科芸香草，既缺乏规范性，也容易导致混乱。

存在附名取舍失宜现象：对"该取而不取"者，如蕲蛇应附白花蛇、矮地茶应附紫金牛、香加皮应附杠柳皮、千金子应附续随子、四季青应附冬青、大血藤应附红藤等。对"该舍不舍"者，如功劳叶不能作为枸骨叶的附名等。论文建议药典对中药名称的本草背景加以认真梳理，避免因名称混乱而导致临床用药错误。

②建议应科学严谨地标示药典性味：论文强调药典对中药性味标示准确性对指导临床用药具有重要意义，指出 1977 年版药典性味标定还存在问题，并提出相应建议。

第一是药典标定中药性味的重要性：针对药典中标定性味的重要性，该论文认为，"药典中性味一项的设立，绝不是一个简单的书写形式，其正确与否，在很大程度上影响药典的质量。因为医生只有掌握了正确的性味，才能获得预期的疗效。设令寒热有误，辛酸乱书，即使辨证准确，立法精审，最终亦难免功亏一篑。该项失误，完全不啻品种伪劣"。

第二是标定中存在的问题和现象：指出了药典存在以下问题。

其一是存在"标定原则含混不清"现象：列举 1977 年药典凡例中申明"中草药性味项下的规定有些与性状的气味不尽相同，一般系按中医理论对该药材性能的概括"。该种表述容易引起误读，易将自然属性之香臭之气与功能性味混淆，性能之性味与性状之性味不同，这样混标容易导致认知混乱。论文建议标定性味原则可更改为："中草药性味一般系按中医理论对该药材功能概括，因此，性味项下之味的规定有些与性状的味不尽相同。"应当纠正那些与功能、滋味不相干的药味。

其二是存在"割裂了性味与功效主治的血肉关系"现象：论文以"石椒草"为例。其性味为辛、苦，温，功能与主治为抗菌消炎，用于上呼吸道感染及尿路感染。此种性味根本无法与其功能主治对应，中医无法使用，故其标定也无意义。但若按照传统本草文献对该药的记载"治胸膈气痛，冷寒攻心，胃气疼痛"，功能温中行气，其性味辛温则容易对应理解。但《全国中草药汇编》则认为该药有清热解毒、活血止痛功效，将其性味改为苦辛寒。

其三是缺乏对性味认识的动态发展观：论文载"缺乏对性味的认识在发展变化的思想"。论文作者指出，药物固有的作用不会一下子全部为人们把握，复方应用更是如此，加上标定者的学术观点、观测角度、判定标准不尽相同，性味不完善乃至谬误之处在所难免。不同时期的不同性味，只能反映当时的认识水平，标定者学术思想的某些特征，不可能一成不变。因此建议"在实践中随着对药物作用的深化，不断修正和补充"。

因此，论文作者认为药典标定性味也应当考虑与功能主治对应。又列举药典将三棱标苦味，与其具有的破血行气、消积止痛功效无关，且与实际滋味不符。《中药学》教材标定三棱味辛，与其破血行气功效吻合，而当时药典并未采纳。作者在论文中明确指出："本药典却置前人正确论述和 15 所院校的意见于不顾，独采《纲目》之说，令人难解其意。"

其四是存在"沿用文献资料有误"等现状：由于某些药物古今名称一样，而使用的品种或入药部位全殊，自然不可能全部雷同。"一旦见名忘实，照本抄录，差错便接踵而至。"1977 年版药典将薪蓂、耆草性味标注不妥的原因，在于早期本草学中，二者均以种子入药，而直至明代才有使用全草的记载。药典给两味全草药物定味，与传统记载两药种子的药味一致，推测其为引用资料错误而致。

③建议进一步规范药典中药功能与主治表述：论文明确指出，"中药的功能是与具体的'证'对应的基本治疗作用"，证候才是中医特点的体现。药典中硫黄、芦荟均"用于便秘"，而未指出前者宜于虚寒便秘，后者宜于热结便秘。基于此，论文作者提出了以下几点建议。

第一是突出中医药特色：论文指出药典中忽略了中医辨证用药特点，故应将临床中药学的功效分类、性味、归经、补泻等视为有机整体，不可分割。药典存在不少药物的主治病证缺乏对证型的详尽表述，如半枝莲"清热解毒，活血祛瘀。用于阑尾炎、肝炎"。此语言与辨证脱节，建议正确表述。如麻黄有发散风寒、宣肺平喘功效，对应外感风寒，肺气不宣之证。

第二是客观规范地表述中药的功效与主治：1977 年版药典在功效主治表述中存在以下几方面的不足。

其一是有遗漏某些中药重要功能与主治的现象：论文建议予以完善。如浮萍的发汗，青木香的止痛，青蒿的抗疟，升麻、垂盆草的清热解毒，雪胆的止痛，天花粉的润燥止咳，胡黄连的退虚热，郁金的清心凉血等重要功能均有疏漏。

其二是轻率提出某些品种的功效：论文建议谨慎处理。中药的功能主治有其牢固的实践基础，应当尊重实践，不可盲目否定，更不可轻率提出。如药典载农吉利"滋阴益肾，用于耳聋耳鸣、头目眩晕"、亚麻子用于眩晕、龙胆治食欲不振、茵陈清温热、金樱子益肾等，但实际以上诸药几乎并无此功能。

其三是主治病证表述存在中西医概念交叉现象：论文建议尽量避免。如垂盆草"清热利湿，用于急性肝炎及迁延性肝炎，慢性肝炎的活动期"；水半夏"用于咳嗽痰多，支气管炎"等。其混用结果，容易误导清热解毒即为抗菌消炎、咳喘即为支气管炎等。

另外，论文还提出，中药的固有功能中有的必须配伍，与特定的病理环境有关，并建议药典"应克服只凭某一药理指标的片面方法"。

该篇学位论文敢于直言不讳地指出药典中的不足，且勇于开展学术争鸣的治学态度值得赞赏。其指出药典的不足，是为了药典再次修订时更加完善，更能突出中医药特色，且提出了不少建设性的建议，促进了学术发展和进步。

10. 外来药研究

凌一揆先生注重汲取国外的学术思想和用药经验的精华，学术开明，海纳百川。1978～1980年，硕士研究生庄诚在导师的指导下开展了对外来药的研究，撰写《外来药历史考查》学位论文（1980年成都中医学院硕士毕业论文）。其后，庄诚、凌一揆共同发表了《历代外来药考》一文，刊登于《成都中医学院学报》1982年第6期。文章充分体现了导师重视对"外来药"的研究，并反映其拥有深厚的历史、文化积淀。

庄诚在学生时代，曾聆听凌一揆先生讲授《中药学》总论，阐释"中药"概念时明确指出：中医用药治病，是在中医的理论指导下进行的。这些药物称为"中药"，并非指在中国产的药物，还包括了"外来药"。源于国外的乳香、没药、安息香、苏合香等"香药"，载于外来药专著《海药本草》，最初是随佛教而传入我国，后来发现乳香、没药有活血止痛功效，故在中医药理论指导下，将这些药物用于治疗瘀血阻滞所致的疼痛之症。这些药虽然原产于国外，但因是在中医药理论指导下使用，也是中药。

（1）历代外来药考

文章开篇对"外来药"进行了相对界定，指出："所谓外来药，即祖国疆土以外输入或由域外引种入我国境内的药物，由于外来药的输入是受客观历史及地理限制的，所以我们只能按各本草著作的朝代的历史疆域为准。"文章以药学史为依据，于20世纪80年代初步拟定了3条标准加以判定。其一指只产域外，全靠输入者（如乳香、没药、安息香、苏合香等）；其二指域外产、域内亦产，由域外输入者（如高丽参、东洋参、西洋参等）；其三先为域外产，后引种入域内者（如白豆蔻、胡椒、金鸡勒等）。基于此标准，论文采用文献梳理方式，以年代先后为序，较为系统地开展了外来药进入中国本草学的研究。

总括而言，外来药的输入，经历了萌芽于秦汉时期、广传于唐代（随佛教输入而有《海药本草》专著）、盛行于宋代、补充于明清的过程。香药进入我国，发挥的功能有二：一方面供有权势的统治者"贡香"消费，另一方面被本草学消化吸收，用于防治疾病。

①薏苡仁、胡麻、苏合香等外来药始于秦汉时期输入我国：文章引经据典，详尽地总结和叙述了秦汉时期外来药输入中国的实例。该时期我国的炼丹术作为世界化学制药的开端，其声誉已传闻于亚欧各地，于公元 1 世纪传至罗马。秦汉时期，国外输入的外来药有"犀角、象牙、玳瑁、苜蓿、葡萄"等；据《后汉书》记载，还有大秦国所产"苏合"及交趾国所产"薏苡仁"等；后世郑樵《通志》又提及"菠陵"。

在当时，亚洲西边的文明古国"大秦"把"象牙、犀角、玳瑁"等作为礼物赠送给中国，提示印度是将"外来药"以珍宝方式与中国交流。另外，高句丽、于宾、安息（即指伊朗）等国家也与中国有来往。"苜蓿、葡萄"即是从伊朗最早输入我国。依据李时珍《本草纲目》所言，由张骞带回汉土的药物共计有"葡萄、苜蓿、安石榴、葫、胡荽、蚕豆、胡麻、红兰花、胡瓜、番红花"11 种。然而，其中只有葡萄与苜蓿有可靠证据，其余 9 种李氏乃据张骞死后几百年的一些文献总结而得。

我国最早的药学专著《神农本草经》记载了"薏苡仁、菌桂、葡萄、胡麻、犀角、戎盐"等数种外来药。其载药数虽然不多，但却标志着两千多年前药学专著中就包含了外来药，这为后世药物学吸收外来药开创了先例。

②外来药专著诞生于唐代：唐代，是我国经济、文化、贸易往来、国际交流最为繁荣昌盛的时代，不少印度外来药进入中国。出身于四川的波斯人李珣撰著了《海药本草》外来药专著，对系统研究外来药物源流提供了很好的参考素材。

印度香药随佛教于唐代传入中国：魏晋时期佛学时兴，印度医药伴随佛教渗透到中国，留下了历史的印迹。如印度的医王"普婆""龙树"等名字见于我国医学史籍中。产自印度的"荜茇、白豆蔻、薰陆香、胡椒、阿魏、质汗"等药物也输入我国。唐代《酉阳杂俎》记载和描述了产自印度的"胡椒、白豆蔻、荜茇、龙脑、阿魏"等药物。最早的药典性本草著作《新修本草》中记载了"绿盐、紫矿、苏合香、安息香、龙脑香、薰陆香、木香、沉香、鸡舌香、甲香、庵摩勒（余甘子）、毗梨勒、诃黎勒（诃子）、荜茇、豆蔻，胡椒、阿魏、槟榔、胡黄连、麒麟竭、底也迦等三十余种"外来药。其中"底也迦"在世界药学史上是一味影响力很大的药物，含阿片，曾在西方将其视为万能解毒药。《新修本草》载："底也迦味辛苦平无毒，主百病中恶客忤邪气，心腹积聚，出西戎。又云彼人云用诸胆作之，状似久坏丸药，赤黑色，胡人时将至此，甚珍贵，试用有效。"此药传入中国后，经临床试用被认可后，方才作为中药载入药典中，也反映出前人求实的作风。

外来药专著《海药本草》的诞生：李珣为唐末五代时出生于四川，因其出身于卖香药之家，加之热爱南国丽景和芬芳香草，撰著了《海药本草》，成为收载外来药的本草专著。该书记载药物除重复了《新修本草》的部分药物外，还记载了艾纳香、迷迭香、甘松香、乳头香、丁香、青木香、必栗香、没药、人参、补骨脂、蛤蚧、仙茅、牡蛎、石决明、红豆蔻、肉豆蔻、珍珠、琥珀、荔枝、延胡索、荜澄茄、海蚕沙、波斯白矾、石硫黄等临床常用药，全书共载药120余味，引证了经史书籍中40余家外来药专书，由此反映出唐代海外贸易的繁盛。"海药"绝大多数是由海外胡贾运至广州，或原系海外后移植于岭南的药物，也反映了唐朝政府开明的态度，允许个人出版涉及海外输入的药物专著。

③"香药"盛行于宋代：宋代熏烧香药之风盛行。在阿拉伯国家苏合香、龙涎香、安息香、乳香等是宗教仪式烧香之圣品。传入我国后，一方面依然供有权势的统治者享用；另一方面则被用于医疗事业，逐步被本草学消化吸收。此可见于宋代本草专著之中。据宋代《圣惠方》记载，以香药命名之方剂（除去重复）有120余首，如槟榔散、木香散、白豆蔻、天竺黄丸、乳香丸、沉香散、沉香丸等。其中，就木香散而言，组方所含药物内容不同者有数十首。据《重修政和经史证类备急本草》载，宋代外来药计200多种。此外，还可见不少"香书"，诸如叶廷圭的《名香谱》、范成大的《桂海香志》、陈敬的《香谱》、范晔的《上香方》、洪驹父的《香谱》等，为研究外来香药提供了宝贵的资料。

可见，大量外来药的输入，促进了本草和方剂学的发展。在中药药性理论方面，寇宗奭提出了"气"与"性"的区别，促进了对中药基本理论的讨论。国外用作熏烧和涂身的"香药"，因其辛香走窜，则被我国本草学家作为开窍醒脑、化湿化浊、理气止痛功能的药物使用。如至宝丹、紫雪丹、苏合香丸等成为沿用千年不可替代的名方。这些宝贵知识，为后世开发和研究用于急救的外来方药，提供了重要的参考资料。

④补充于金元明清：金元时期医家主要将输入我国的外来香药用于临床实践，加以验证。明代，郑和带回丰富的南洋物产，其中有"胡椒、血竭、乳香、芦荟、没药、安息香、苏合油"等外来药；李时珍《本草纲目》新增了"乌爹泥、番红花、阿芙蓉、番木鳖、巴旦杏"等十余种。

清朝闭关自守，外来药引入不多。但值得关注的是，该时期著名本草学家赵学敏在其撰著的《本草纲目拾遗》中就记载了外来药"金鸡勒"（即制取奎宁的金鸡纳的音译），认为是一种治疟疾的特效药。此外，还有少数外来药，如"阿勃参""必思答"等，在早期已经传入中国，但并未作为中药加以应用，而赵学敏则收集于其专著之中。

综上，论文通过对外来药的历史考证，以期让后人了解外来药进入中国本草学经历了一个漫长的实践与认识过程，方可理解将珍贵的装饰品原材料犀角作为"凉血解毒"的佳品（现已不用），将番人涂身的苏合油变成用于临床防治危重症的方药原料，需要反复的临床实践，然后在中医理论指导下使用，成为中药的重要组成部分。除犀角外，迄今不少外来药乃至宋代"香方"依然服务于临床，有不少药物也在中国引种成功。了解药物发展的历史渊源，对熟悉中药的性效用发展脉络具有一定价值，并对开发利用外来药具有重要的参考意义。

论文所载的外来药"庵摩勒、毗梨勒、诃黎勒"，为后开发研制"三勒浆"奠定了良好的理论基础。"阿魏"也用于钓鱼饲料之中。由此表明，凌一揆先生重视对"外来药"的系统研究和开发利用。同时，也充分反映出要研究方药，必须对其历史文献展开充分梳理和研究，在前人认识的基础上，才有可能进一步创新。

11. 中药功效与微量元素的关联研究

1988～1990年，博士研究生陈广源在凌一揆导师的指导下开展了滋阴潜阳复方及阴阳失调与微量元素的关联性研究，发表了《复脉系列诸方的功能与微量元素关系》《阴阳失调与微量元素锌锰》等论文；并在张之文、沈映君、徐治国等教授的协助指导下撰写了《论复脉系列诸方——从微量元素及相关现代研究角度对其机理之探讨》学位论文。

（1）复脉系列诸方的功能与微量元素关系

该文由陈广源、凌一揆、曾振兴、任永全、朱梅年共同撰写并发表于《微量元素》1990年第2期。

①研究依据：人体阴阳失调与体内某些微量元素的变化有关。虚证患者血清锌含量降低，锌铜比也明显下降，阴虚者尤为显著。复脉系列诸方，指均有滋阴复脉功效的一系列组方，即张仲景所创之复脉汤（炙甘草汤），后世温病学家叶天士、吴鞠通在此基础上创新出的加减、一甲、二甲、三甲复脉汤及大定风珠等。该论文考察了各组方及其主药的微量元素含量。

②研究结果：复脉系列诸方及其君药炙甘草的镁含量最高，尤其复脉汤、大定风珠含量最高，并与他人研究结果吻合。国内外大量研究资料证明，镁元素有直接强心作用，镁盐已被临床用于抗多种心律失常。复脉诸方的复脉强心作用，可能与诸方及其君药甘草剂量与配比所富集的镁有关。阿胶、鸡子黄、生地黄、龟甲等滋阴药的锌含量及锌铜比明显高于其他药；人参、桂枝、五味子等益气温阳药的锰含量大大高于其他药；而龟甲、鳖甲、牡蛎等滋阴潜阳药锰含量低，且养血息风的鸡子黄锰含量也显著低于其他药。

③结果分析：阴虚会造成锌含量和锌铜比明显下降，锌与"阴"可能有内在联系；锰与阳虚也可能有某些内在联系。论文指出："镁可直接强心复脉，锌、锰、硒又与滋阴补肾息息相关（或益气温阳滋阴补肾，或息风潜阳滋阴补肾），又有间接的强心复脉作用，从而形成了复脉系列诸方滋阴复脉的整体功能。"还指出：益气滋阴、滋阴潜阳与锌、锰元素有关；复脉诸方"补血"功能与微量元素铁、钴关联；微量元素锌、硒可能是"补肾"的物质基础，也可促进"复脉"。

（2）阴阳失调与微量元素锌锰：陈广源、管胜文、凌一揆、朱梅年、任永全共同撰写的该文章发表于《中医杂志》1991年第10期。

研究背景：基于前期自身的研究结果，并结合其他学者研究成果，综述了微量元素与人体阴阳失调之间的关系。

学术观点：①滋阴与补锌：文章总结认为，机体阴阳失调，体内某些微量元素也失衡；再次强调阴虚会造成锌含量和锌铜比明显下降；而滋阴方药又含锌，且锌铜比例对机体有利，因而提出，滋阴在某种意义上等于"补锌"。②低锰可潜阳：益气温阳药的锰含量显著偏高，而滋阴潜阳药锰含量偏低，形成鲜明对比，提示"锌与阴""锰与阳"有内在关联。论文再次总结提出"高锰可以益气、温阳以至壮阳，而低锰则可潜阳"的学术观点。

12. 药与方的现代科学原理研究

凌一揆先生学术开明，是中药现代化研究的开路先锋。他倡导采用现代化技术、药理学等多学科研究技术和手段开展对传统方药的实验研究，不仅阐释方药奏效的原理及其科学内涵，更注重将研究成果加以转化，奠定了"产－学－研"一体化的专业人才培养模式。除前面已涉及的领域外，还体现在以下几方面。

（1）余甘子果的基础研究及成果转化

凌一揆先生尤其关注外来药及民间习用有效特色药的开发与研究，组织团队开展了余甘子相关实验研究，由凌一揆、周邦靖、王世科、阳昌锰、骆永珍、杨志英、朱征雄撰写的《余甘子的初步实验研究》文章发表于《中成药》1991 年第 12 期。文章针对具有清热生津、利咽解毒功效的余甘子果化学成分，余甘子鲜果水浸膏和干果水煎液的体外抑菌实验、急性毒性及余甘子制剂等开展了相关研究。结果显示：余甘子鲜果水浸膏和干果水煎剂对革兰阳性菌（金黄色葡萄球菌、表皮葡萄球菌、八叠球菌、卡他球菌）的抑制作用强于革兰阴性菌（大肠杆菌、绿脓杆菌）；余甘子干果水煎剂作用优于鲜果水浸膏；无明显急性毒性反应，对主要内脏器官心、肝、肾均无明显损害。余甘子是"三勒浆"中的组成成分之一，上述基础研究为后来"三勒浆"产品的成功开发奠定了基础。由此也反映出凌先生的安全用药思想、科学研究的态度及成果转化意识。

（2）祛邪方药研究

1988 ~ 1990 年，谢恬博士在凌一揆导师的指导下，开展温病方药的实验研究，撰有《清瘟败毒饮对内毒素诱发家兔温病气血两燔证的疗效和机理》和《大黄对家兔内毒素性发热及血浆 cAMP 和 cGMP 含量的影响》文章；在张之文、沈映君、徐治国、谢秀琼、卞如濠五位教授的协助指导下，完成了《论清瘟败毒饮——理论、临床应用及相关实验研究》学位论文。1991 ~ 1993 年，博士研究生张跃飞在凌一揆、雷载权两位导师指导下，完成了《神犀丹解毒凉血机理研究》学位论文。

①清瘟败毒饮对内毒素诱发家兔温病气血两燔证的疗效和机理：谢恬、凌一

揆撰写的该篇文章，发表于《中国中西医结合杂志》1993年第2期。在多位老师的共同指导下，谢恬博士完成了《论清瘟败毒饮——理论、临床应用及相关实验研究》学位论文（1990年成都中医学院博士毕业论文）。

研究依据：清瘟败毒饮是清代著名温病学家余师愚所创制的名方，始载于由其撰著的《疫疹一得》中。该方由生石膏、生地黄、犀角、生栀子、桔梗、黄芩、知母、赤芍、玄参、连翘、竹叶、甘草、牡丹皮、黄连14味药物组成，具有清热解毒、凉血泻火功效，主治瘟疫热毒，充斥内外，气血两燔证，症见大热渴饮，头痛如劈，干呕狂躁，谵语神昏，视物错瞀，或发斑疹，或吐血、衄血，四肢或抽搐，舌绛唇焦，脉沉数，可沉细而数，或浮大而数，可治疗流行性出血热、乙型脑炎、钩端螺旋体病、猩红热、重症麻疹、败血症、脓毒血症、病毒性脑炎、腺病毒肺炎、传染性单核细胞增多症等急性传染病和感染性疾病，疗效显著。但该方的药理作用及其机制尚不清楚。

研究意义：为了揭示该方的科学内涵，基于大肠杆菌内毒素诱发家兔温病气血两燔模型，谢恬博士考察了中药清瘟败毒饮的干预效应及其机制，发表了《清瘟败毒饮对内毒素诱发家兔温病气血两燔证的疗效和机理》文章。实验采用内毒素模拟家兔温病气血两燔证的病理状态，因其可导致机体发热、休克乃至死亡，呈现类似"气血两燔证"。

研究结果显示：内毒素导致家兔脏器组织炎症等病理改变，并引起血管扩张、充血，部分脏器出血及血栓形成等征象，类似DIC前期。灌胃给予模型家兔清瘟败毒饮后，呈现显著降低模型大鼠体温作用；并能改善白细胞先降低后升高现象，抑制血小板降低；有解聚、降低血黏度、稀释血液等作用。其机制可能与降低血浆 cAMP、升高 cGMP，进而达到调节 cAMP、cGMP 比值，保护内脏器官，减轻脏器组织病理损害等作用有关。

提示特点：清瘟败毒饮拥有多个组方特点。一是该方由白虎汤、黄连解毒汤、犀角地黄汤、桔梗散等加减组合而成，故拥有所有组方的综合作用。二是清瘟败毒饮可治疗多种急性传染性疾病和感染性疾病，多数病证的病理特点为气血两燔证，即机体呈现明显气分证，而血分证尚处于潜证状态。三是该方功效及配伍特点突出。其方由清热解毒、凉血散瘀、救阴、清心、退热几组药物有机组合而成，有大剂清热解毒、数种治法联用、治病与治证相结合特点。四是该方药理作用及其机制呈现为：对内毒素模拟家兔温病气血两燔证有较好的治疗作用，具有明显抑制发热、拮抗气血两燔证的"高黏综合征"、抑制血小板减少、保护脏器、提高免疫功能等综合作用；其机制可能与调节 cAMP、cGMP 比值有关。该方能降低内毒素致死率，因而有抗内毒素作用。

综合评价：清瘟败毒饮组方原则具有合理性、科学性、有效性，是一首治疗急重症（气血两燔证）的有效方剂，并为科学阐释清瘟败毒饮的清热解毒、凉血化瘀功效提供了依据，也为将该方开发为直肠给药的可能性和重要性提出了展望。

②大黄对家兔内毒素性发热及血浆 cAMP 和 cGMP 含量的影响：谢恬、魏杭英、凌一揆撰写的该篇论文，发表于《上海中医药杂志》1991 年第 2 期。

研究依据：大黄是一味临床极为常用的泻下药，有"泻下攻积，泻火解毒，凉血止血，活血化瘀，清热利湿"等多种功效。其中大黄因"泻火解毒"，临床常用于里实热证，胸痞腹满，目赤肿痛，咽喉肿痛，口舌生疮，胃热呕吐，热毒疮痈、肠痈，丹毒，水火烫伤等火热和热毒证。文章指出，因有研究显示大黄有"明显的降温"作用，为阐明其作用机制，基于与发热中枢介质相关的 cAMP 和 cGMP，考察了大黄对家兔内毒素所致发热模型的血浆相关活性物质含量的影响。

研究结果：大黄对家兔内毒素所致发热具有明显的抑制作用，同时多数模型大鼠伴有不同程度稀便，提示大黄的抑制发热作用与其泻下有关；模型对照组家兔的体温升高且无大便。大黄组在抑制发热模型大鼠体温的同时，血浆 cAMP 含量略有升高，cGMP 含量略降低。

综合提示：大黄对家兔内毒素性发热的抑制很可能是通过影响血浆 cAMP 和 cGMP 含量实现的，部分阐释了中医"阳胜则热""阴胜则寒"理论及大黄"泄热"的作用机制。

③神犀丹解毒凉血机理研究：1991～1993 年，博士研究生张跃飞在凌一揆、雷载权两位教授指导下，重视对解表方药及温病组方防治传染病研究的影响，完成了《神犀丹解毒凉血机理研究》学位论文（1993 年成都中医学院博士毕业论文）。

论文从神犀丹解毒凉血机制、目的意义、实验研究、讨论、设想与展望等五个部分展开了论述。

研究依据：神犀丹由清代医家叶天士创制，首载于《温热经纬》，由犀角（现用水牛角代）、石菖蒲、黄芩、真怀生地（绞汁）、金银花、金汁、连翘、板蓝根、香豉、玄参、天花粉、紫草组成，具有清热开窍、凉血解毒功效，主治温热暑疫、邪入营血证，症见高热昏谵、斑疹色紫、口咽糜烂、目赤烦躁、舌紫绛等。作者认为其主治特点为热毒燔炽血分，突出表现在"斑"。论文指出：20世纪60～70年代，国内学者用该方治疗流行性脑脊髓膜炎、危重症肝炎、小儿发热等有一定疗效。内毒素（ET）与多种感染性疾病的死亡有着密切的关联性。神犀丹主治的病证，在很大程度上与内毒素所致弥散性血管内凝血（DIC）表现相似。基于此，论文以内毒素致DIC为核心，拟从实验角度探讨神犀丹的作用机制，阐释该方解毒凉血的科学内涵。如开展了神犀丹对DIC模型大鼠的影响实验研究，观测了各组体温、症状、白介素－1、血液流变学、血小板、凝血酶原时间、纤维蛋白原含量、血浆鱼精蛋白、红细胞、白细胞、胸腺脾脏指数及重要脏器形态学；考察了神犀丹对发热模型大鼠体温的影响；观测了神犀丹对小鼠免疫功能的影响，并考察了全方与拆方对刚果廓清功能、对内毒素抗体产生及红细胞免疫的影响；还考察了全方对正常小鼠凝血时间的影响。此外，实验从体外观测了神犀丹对内毒素所致红细胞溶血作用的影响及抗菌作用，并进行了急性毒性实验。

研究结果：神犀丹"解毒"机制可能与以下作用有关。如直接抑菌、抗内毒素，但效价弱；稳定细胞膜，阻断类脂A与细胞膜结合，保护红细胞；促进单核巨噬细胞系统（MPS）吞噬内毒素，以及病理产物微血栓、FPD等，促进抗内毒素抗体产生，以中和毒素；促进红细胞清除免疫毒素，增强免疫功能，降低内毒素休克大鼠体温；其通过解毒，以增强机体抗内毒素所致休克DIC低体温效应。

神犀丹"凉血"机制：可能与其调节凝血系统的动态平衡有关。其止血，与提高血小板含量、缩短PT时间、抑制纤溶、提高FG含量、改善Br有关，还能减轻模型动物"血热妄行"症状；其凉血散瘀，可能与降低Hr、Lr，改善红细胞聚集性，缩短肺栓塞（PE）时间、改善血小板弹性、减少微血栓检出率等机制相关。通过以上综合机制，神犀丹才能达到提高机体抗内毒素所致休克DIC低体温的目的。该研究部分阐释了神犀丹解毒凉血的科学内涵。

（3）扶正补虚方药的实验研究

凌一揆先生还关注补虚扶正食疗及扶正抗肿瘤方面的实验研究，指导本科学生及研究团队开展了"当归生姜羊肉汤的实验研究——对应激大、小白鼠的作用"。

①当归生姜羊肉汤的实验研究——对应激大、小白鼠的作用：由李星伟、李耕冬撰写，凌一揆先生指导的该文章发表于《成都中医学院学报》1982年第1期。作者基于补益食疗方当归生姜羊肉汤在中药方剂中占有重要地位，而当时又缺乏实验研究报道的历史背景，为阐释其科学内涵，开展了相关实验研究。

研究意义及内容：为继承、发扬祖国医学遗产，为防病治病、延缓衰老、健美等方面提供思路，该实验以张仲景的当归生姜羊肉汤作为补益方代表，初步考察了该方的药理作用及部分机制。

研究结果：冷冻大鼠肾上腺内胆固醇含量极显著低于未冷冻大鼠，而当归生姜羊肉汤给药组的肾上腺内胆固醇含量高于模型组，提示当归生姜羊肉汤可温暖下元，调节垂体－肾上腺皮质系统产生应激反应，从而起到调和阴阳、稳定内环境、保护机体等作用。

凌一揆先生在全国中医药院校率先倡导培养本科生的科研思维和动手能力，起到了很好的引领和示范作用。

②中药复方Ⅲ抗衰抑癌的实验观察：由刘光谱、姚鸣春、肖颐撰写，凌一揆先生指导的该文章，发表于《中国医药学报》1990年第2期。作者依据中医扶正祛邪原则，组成中药复方Ⅲ（天花粉、三七），并采用体外实验，观测其抑瘤效果。

结果显示：该方62.5mg/mL浓度，对S180细胞呈现100%抑制作用。体内实验观测结果显示：该方对增龄（9~12月龄）和青龄（1~2月龄）皮下移植的S180瘤生长也有抑制作用，其抑制率为22.2%~38.4%。该方还能增加胸腺重量，提升外周血酸性非特异性酯酶阳性淋巴细胞百分率，促进瘤组织内淋巴细胞反应，诱导血清干扰素滴度；对增龄带瘤小鼠的影响强于青龄对照组；对正常小鼠体重无明显影响。

上述研究为其后拓展中药在补虚扶弱、延缓衰老等实验方面研究奠定了基础，并提供了方法和思路。

综合以上代表论文，通过梳理和研究凌一揆先生亲自撰写的学术论文及指导研究生撰写的学位论文，充分反映了凌先生是一位杰出的现代中药学家。在研究中药学基础理论时，他重视对历代本草文献和秦汉时期医学经典的深入研究，尤其关注清代医家徐灵胎《医学源流论》、日本丹波元坚《药治通义》，以及近代医家张锡纯的学术观点，并引经据典阐明自己的学术观点。先生既强调融合多学科知识对中药学一级学科开展综合研究的系统性（系统中药学），又重视对二级学科临床中药学的全方位研究。论文涉及中药学的研究内容众多，但始终以临床安全、有效合理用药为核心，关注中药药性理论、配伍理论、用药禁忌理论，以及单味中药的"性－效－用"关联研究，并提倡对有效方药开展配伍原理及科学内涵的现代基础研究，挖掘和发现新效用，富有创新意识，提出了很多创新性学术观点。

凌先生通晓中医药理论，重视临床实践，倡导医药结合、理论实践结合、传统现代结合、多学科融合和科技创新，以促进现代中药学发展。他的许多学术思想均不同程度地融于中药学教材及《中华临床中药学》专著之中，对当代中药学的发展做出了卓越贡献，迄今依然指导着高等中医药院校的"产－学－研"。

二、著作

凌一揆先生治学严谨，学风朴实，师古而不泥古，富有开拓创新精神。中华人民共和国成立以后，中医药教育纳入了现代正规教育，他在中药学课程设置、教材建设、教学形式和方法等研究方面倾注了大量心血，主编了多部教材及专著。其中最有代表性和影响力的当是他主编的《中药学讲义》和第5版全国统编《中药学》教材。

1. 最早主编《中药学讲义》奠定框架

早在1957年，凌一揆先生就主编了供成都中医进修学校使用的《中药学讲义》自编教材，由四川成都中医进修学校自行印刷。

教材是教育事业中传授知识的重要载体，对培养人才发挥着重要作用。当时教材的编写，是由编写委员会组成团队共同完成，但主编在整个编写过程中承载着极为重要的任务。主编通常要亲自拟定编写大纲和思路，编写样章及细则，提交给编委会予以讨论，且在成书前的统稿、审稿、定稿及质量把关等方面倾注大量心血。对中药学类教材的较系统研究，充分反映出凌一揆先生是中药学类教材编写的开路先锋，为当今同类教材的编写奠定了重要基础，并提供了思路，而且许多学术思想也渗透其中，为中医药教育事业做出了巨大贡献。

（1）中药学讲义编写的必要性

民国以前，中医药知识传承均以"师带徒"方式为主。由于本草著作数量众多，内容广博，浩如烟海，如果作为教育专用，初学者难以阅读和掌握。于是在20世纪初，伴随诞生了供学校教育需求的一些实用性教材。如张寿颐的《本草正义》、何廉臣的《实验药物学》、秦伯未的《药物学》及张锡纯的《药物学讲义》等。这些讲义内容简明，实用性强，各药分类大多依据功效，具体每味药物项必备功效，且大多标示了单味药物的剂量，为临床安全用药提供了参考，较之既往的本草专著更具实用性，也有一定特色和新意，其中以《本草正义》特点较为突出。可以说，上述教材为其后的中药学教材编写提供了宝贵的资料。

①编写中药学教材的必要性和需求：由于西方医药学的广泛渗透，为了与称为"西药"的"药物"加以区别，便诞生了"中药"名词。即将我国传统所使用的药物统称为中药，将既往称为本草学的内容囊括于中药学之中。换而言之，将传统涉及的本草学重点知识主要归属于中药学范畴。

②国家对中医药人才培养的需求：中华人民共和国成立以后，中医药教育纳入了正规教育，在全国逐步开始组建中医学院。1956年在成都、北京、上海、广州创建了中医学院（国务院批准），随后各地相继建立起高等和中等中医院校，自此中医教育正式纳入国家的正规教育系统，具备了较为完整的人才培养体系。

③中医药教育需求：中药学是我国传统医药学的重要组成部分，是普通高等教育中医药院校的必修课程。在中医药高校建立之初，全国尚无统一的中医药教材供学生使用。而教材作为向学生传授知识的重要载体，在整个教学过程中起着非常重要的作用。基于这样的历史背景，编写一本供教学使用、学生好用的中药学教材迫在眉睫。

④既往教材存在的不足：民国时期的几本代表性药物学教材，虽然具有一定特色和创新，但在针对具体药物的功效术语表述方面还不够规范，且在编写体例上差异较大。

（2）各地区自编教材的历史背景

中华人民共和国成立初期，中医药教育逐步分为师承教育和学校教育两种形式。

①中医学校教育需要设置中药学课程：1950 年 8 月，卫生部召开第一届全国卫生会议。毛泽东主席题词："团结新老中西各部分医药卫生人员，组成巩固的统一战线，为开展伟大的人民卫生而奋斗。"20 世纪 50 年代初，大多数省市成立了中医进修学校。

②以培养"西学中"为导向：1952 年，卫生部委托北京医学院开办了中央卫生部中医药专门研究人员学习班。1955 年 12 月，卫生部直属中医研究院正式成立（1985 年更名为中国中医研究院），是新中国成立后成立的第一所全国性中医科研机构。相同时间段还举办了全国第一届西医离职学习中医研究班，吸收了一批高等医学院校毕业生和具有临床经验的西医学习中医。作为学校教育，教材是重要载体，而中药学是各专业必修的一门课程。

基于前述时代背景，为了满足"西医学习中医"的需求，也为了发展中医药教育，各地院校开始组织专家自行编写教材用于教学，以适应当时社会发展的需求。

③凌一揆先生主编的《中药学讲义》诞生：在此背景下，由著名中药学家凌一揆先生主编、成都中医进修学校自行使用的《中药学讲义》于 1957 年面世，是现存最早的且以个人名义主编的中药学教材。

随后查见，有 1958 年长春中医学院编纂委员会主编的《中药学讲义》（自编）教材，1958 年由南京中医学院主编、人民卫生出版社出版的《中药学概论》教材；1960 年由上海中医学院中药学教研组主编、上海科技出版社出版的《中药学讲义》。

从出版时间的先后和署名来看，供中医学院使用的教材中，唯有凌一揆先生是以个人署名，且时间最早。而其余三本均以单位署名，这为其后决定由凌一揆先生负责承担统编教材的主编奠定了良好的基础。因此，研究和梳理凌先生主编教材的结构特点，挖掘其学术思想，具有重要的意义。

（3）《中药学讲义》的特色与学术思想

因该教材的编写是基于当时国家倡导西医学习中医的历史背景，为便于成都中医进修学校西医学员学习中药学时能理解常用中药的作用与特点，教材内容及分类方式渗透了不少现代药理学的术语。现今，该教材保留量不多，也鲜为人知，故在此研究和总结该教材的结构、编写特点，以反映凌一揆先生最早编写中药学类教材的思路及早期学术思想。

①药理分类、力求实用：全书分绪论和各论两部分，各论以药理作用结合功效分类、分章，共18章，载药130种。绪论概要地介绍了中药的始源及药学的发展、中药的临床应用、中药剂型和炮制技术的评价，整理和研究中药的方向及应用的认识四部分内容。

各论包含18类，每味药物记述语言简明，既有现代药理作用的知识，也涵盖中医药的传统认识，以便于西医学习中医药学者理解；并适时突出了当时的用药特点，强调实用，收载药物仅130味。

②医药结合、多学科融合、系统中药：在第四部分"整理和研究中药的方向及应用"，重点提出了"中药研究工作必须与中医临床经验相结合"和"关于剂型的改进问题"学术观点。凌先生指出："研究中药的目的是要使中药的疗效得到科学的理论说明，以便更好地掌握药性，保证处方用药的准确性，并从现有的药物中发现新效用，以丰富药学内容，提高药学水平。"针对当时中药化学分析、药理实验研究结果所形成的认识误区及存在的一些问题，先生提出，不能"把中药和中医完全分开"，若"忽视了中医用药的特点和复杂性，只用简单的分析、化验方法来判断它（药物）有无治疗价值"，"忽视了中医用药的方法来研究中药的重要性，忽视临床经验的重要性，其结果当然就无法全面认识中药的作用和价值"。先生还指出："因为中医用药的主要形式是方剂，方剂的药效往往不是单味药物的知识所能解释的"，"必须紧紧结合临床经验，结合中药的应用方法和炮制方法"，将"生药学、药剂学、分析化验、药理试验等工作与中医用药经验紧密结合起来，才能有助于研究、整理和剂型的改革工作"。

总结而言，该教材绪论中，充分反映出凌一揆先生很早就拥有了"医药结合""传统与现代结合""科学创新药学""多学科融合""系统中药学"的学术思想。

③中西医结合、系统中药：各论也充分体现了凌一揆先生"传统与现代"结合、"系统中药学"学术思想。各论主要按药理作用并结合中药功效进行分类。分类信息如表4所示。

表 4　成都中医进修学校《中药学讲义》（1957 年出版）分类及载药信息

章	分类	药物名称
一	兴奋强心药	麝香、茶、冰片、附子、桂（肉桂和桂枝）
二	镇静药	朱砂、磁石、酸枣仁、牡蛎、石决明、龙骨（龙齿）、芍药
三	镇痉药	羚羊角、天麻、钩藤、蝉蜕、白僵蚕、全蝎、蜈蚣、甘菊花
四	镇痛药	玄胡索、乳香、没药、乌药、沉香
五	镇咳药	苦杏仁、贝母、百部、马兜铃、紫菀、款冬花
六	祛痰药	葶苈子、白前、紫苏子、射干、瓜蒌、旋覆花、前胡、桔梗
七	发汗药	麻黄、羌活、防风、薄荷、香薷
附	止汗药	麻黄根、浮小麦
八	清热药	石膏、知母、牡丹皮、黄芩、地骨皮、白薇、牛黄、犀角、青蒿
九	抗细菌药	黄连、黄柏、连翘、金银花、马齿苋、知母、牡丹皮、黄芩、百部、大黄
十	抗原虫药	常山、柴胡、鸦胆子、白头翁
十一	肠寄生虫驱除药	槟榔、苦楝皮、使君子、雷丸、鹤虱、榧子
十二	止血药	三七、仙鹤草、白及、阿胶、蒲黄、槐花、槐角、地榆、侧柏叶
十三	活血调经药	当归、桃仁、红花、川芎、丹参、牛膝、三棱、莪术、水蛭、玄胡索、牡丹皮、香附
十四	健胃药	橘皮、青皮、白豆蔻、木香、厚朴、香附、吴茱萸、生姜、干姜、白术、苍术、肉桂
附	助消化药	鸡内金、麦芽、谷芽、山楂、神曲
十五	镇吐药	半夏、赭石、竹茹
十六	泻药	大黄、牵牛子、甘遂、芒硝、巴豆、大麻仁
附	止泻药	赤石脂、五倍子、肉豆蔻
十七	利尿药	茯苓、木通、泽泻、车前子、滑石、猪苓、防己、葶苈
十八	滋养强壮药	党参、黄芪、山茱萸、地黄、蛤蚧、龟甲、龟胶、鹿茸、枸杞、玉竹、白术、茯神、酸枣仁、阿胶、附子、肉桂

上表可见，各论18章，载常用中药130味。其分类术语既有兴奋强心、镇静、镇痉、镇咳、镇痛、抗细菌、抗原虫、镇吐、助消化、利尿等药理作用，又有活血调经、滋阴强壮等中药功效术语，还有发汗、泻药、止泻、止汗、健胃等两者均用的术语。每味中药的编写均按照药物来源、成分、药理、性味、文献摘要、临证应用、用量及讨论顺序排列。这些总体反映出该教材受"发展中国新医学"导向，加之"西医学习中医"教育的需求，从分类到各药化学大类成分、主要药理作用、临证应用等项下，涉及诸多现代医药的名词，先西医，后中医。其编写形式及内容体现了时代特色。

该教材在各药列项中，仅有性味、文献摘要使用了中医药术语，临证应用在列举配伍应用及方药时，穿插方剂和中医传统认识，表述语言呈现"中西医结合"特色；而在讨论项，对传统记述的禁忌内容产生怀疑时，则依据传统本草文献及方书，个别借助现代药理作用予以讨论；同时也对某药的使用方法、药性等予以讨论评述。

④简明适用、易懂易学：下面以麝香为例，反映教材各论撰写要点。

麝香为哺乳动物成熟的雄麝鹿之脐及阴囊之间的阴囊分泌物干燥而得。别名当门子。

成分：主要成分为麝香酮，并含有脂肪酸、胆素、蛋白质、磷酸钙等。

药理：麝香有类似樟脑的药理作用，为延脑兴奋药。有兴奋呼吸中枢、血管运动中枢和心脏的功能。由其强烈之香气，可以增进反射的兴奋性。

临证应用：内服为强有力的中枢兴奋药，用于急性循环衰竭，呼吸受阻，神昏等症，有醒脑回苏的效果。《济生方》治中风不省，即用麝香二钱研末，入清油二两和匀灌之，其人自苏。古方丸散中亦多用之，常与冰片配伍，如紫雪丹、至宝丹之治热病发生脑症状时，人马平安散之治中暑神昏、循环衰竭，都以麝香为不可少的药物。谭次仲谓热性病之心弱不能用附子者可用本品，此说不无见地。时逸人谓对于脏器瘀血、血栓、血塞及癌肿等，有祛瘀消肿之效（略）。

讨论：于麝香项下，既讨论其堕胎作用，又讨论有人采用麝香用治呕吐不止。作为早期教材编写，介于时代背景和特殊需求，尚属于摸索阶段。但对进修学习中医药的西医医生而言，显得简略易懂，体现了该教材善于汲取现代科学研究的成熟知识成果。

尤其需说明的是，该教材虽然知之者不多，应用者很少，但教材中很多药物的讨论内容却反映了凌一揆先生对药物在用法、用量及用药禁忌等方面的独到见解，部分内容已纳入前面的"医话"中。

2. 负责及主编第 1~5 版全国统编中药学教材

（1）统编教材诞生的背景

基于各地自编教材存在体例不统一、表述欠规范、逻辑待优化等现状，需要在全国进一步规范、统一教材内容，提高教材质量。

①统一体例，减少混乱：20 世纪 50 年代末，由成都、南京、上海、长春等地方院校自编的《中药学讲义》教材，从内容到体例，虽各有其自身特色，但收载药物数量多寡不均，少则 130 余味，多的达 400 多味；分类方法差别较大，尤其成都版本的分类是依据药理作用，少数为中药功效。以补虚药为例：凌一揆先生主编的教材称为滋养强壮药；长春中医学院主编的教材分补气药、补脾药、补精药、滋阴补血药四类；南京中医学院主编的教材则称为补养药，再二级分类为补气药、助阳药、补血药和养阴药；上海中医学院主编的教材补益药又分为温补药、补气药、滋阴药及补血药。至于药物的分类归属及功效，更是各不相同。如此现状，势必引起混乱，不利于中药学的教学和发展。

因当时顺应"西学中"的需求，各教材在体例、功效术语、药物分类等方面存在"中西"并用，中医药特色不够鲜明，编写体例欠规范，还存在内容表述和逻辑层次欠严密等现象。

②国家重视，规范统一：基于自编教材存在的问题，为了中医药的正规教育需求，卫生部则从 1959 年起汇集全国各中医药学校的力量，展开讨论，开始组织编写供全国各中医院校统一使用的中药学教材。同年 4 月，中华人民共和国卫生部在成都召开编写中医教材计划和具体分工会议。

③委以重任，主持编写：基于凌先生前期主编《中药学讲义》的编写经验，决定由凌一揆先生负责、成都中医学院本草教研组为主编单位，加上北京、南京、上海、广州共 5 所中医学院共同承担《中药学讲义》统编教材的编写任务。

同年6月在南京开会，由5所院校集体审查编写提纲。初稿完成后，1960年3～6月在上海、广州、青岛三地开审查会议，决定"作为当前中医学院、校和西医学习中医班的试用教材"。1960年10月，供中医学院试用教材——《中药学讲义》正式出版。自此，终于诞生了第一本具有历史性的全国统编的中药学教材。

④适时发展，不断优化：第2～4版教材的修订背景是基于1963年5月至6月卫生部根据教学、医疗和科研发展的需求，在江西召开全国中医教材会议，修订第1版中医学院试用教材。除主编单位成都、北京、南京、上海、广州、湖北6所院校外，还邀请了天津、山东、辽宁、江西、河南、福建等中医学院的代表，以及一些知名老中医和系统学过中医的高级西医参加。第2版修订后的《中药学讲义》于1964年由上海科技出版社正式出版。

1977年版中药学教材是在成都中医学院党委组织和领导下，由全国12所中医学院、3所医科大学的中医系协作编写而成，工农兵学员和赤脚医生也派代表参加了编审会议。修订后的第3版《中药学》教材，于1977年由上海人民出版社正式出版。

"文革"结束后，迎来改革开放的春天。卫生部再次组织中医学院集体编写中药学教材。由成都中医学院主编，上海中医学院、广州中医学院、北京中医学院共同编写的第4版《中药学》教材，于1978年12月出版，供全国高等医药院校中医学、中药学专业使用。

⑤实至名归，担当主编：基于第2～4版统编中药学的编写修订经验及凌一揆先生为教材建设付出的心血和做出的卓越贡献，第5版《中药学》教材直接确定由凌一揆署名主编。

随着我国全面改革开放，中医药学教育事业也在不断发展，为了使教材充分满足教学、临床、科研工作的需要，提高教材质量，卫生部于1982年10月在南京召开了全国高等中医院校中医药教材编审会议，首次成立了全国高等中医药教材编审委员会。组成32门学科的教材编审小组，根据新修订的教学大纲，在前几版教材的基础上充实、修改编写成第5版教材。明确《中药学》主编为凌一揆（成都中医学院），副主编为颜正华（北京中医学院），林乾良（浙江中医学院）、徐辉光（上海中医学院）、黄雅镕（南京中医学院）为编委，成都中医学院陈先难老师时任秘书。

综上，通过几十年的发展历程，可以看出 20 世纪 60 年代初至 70 年代末，所有中医药类教材的主编概无个人署名，均以单位名称出现。故从第 1 版至第 4 版的《中药学讲义》及更名后的《中药学》教材，虽然具体编写工作由凌一揆先生全面负责，并组织本草方剂教研室雷载权、陆闻鸿等元老们共同完成，但主编均以"成都中医学院"单位署名，其他院校也是如此。20 世纪 80 年代，伴随全面改革开放，加之全国高等中医药教材编审委员会的成立，教材的编写更为规范，著作权的维护日趋显现。故由上海科学技术出版社出版的第 5 版《中药学》教材，即由原来的成都中医学院主编，更改为由凌一揆先生主编修订。

总之，依据各版教材的发展轨迹，可以捕捉到伴随时代的发展，当时社会和自然学科的一些知识信息所形成的学术思想和认识观，无不烙下时代的印迹。分析和研究由凌一揆先生负责及主编的第 1 ~ 5 版统编中药学教材，可以窥探整个中药学教材建设的发展历史轨迹，挖掘其重要学术思路，以为后生学习和了解凌先生为中医药教育事业所做出的重大贡献提供参考。

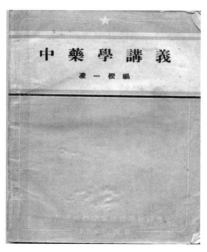

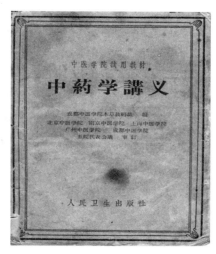

图 8　1957 年成都进修学校自编　　　图 9　1960 年第 1 版全国统编《中
　　　《中药学讲义》　　　　　　　　　　药学讲义》

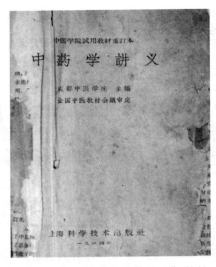

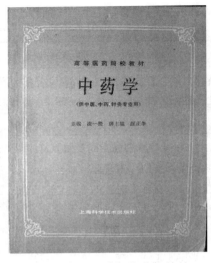

图 10　第 2 版《中药学讲义》教材　　　图 11　第 5 版《中药学》教材

（2）第 1～5 版全国统编中药学教材特色比较

自第 1 版全国统编《中药学讲义》出版后，一直由成都中医学院（现成都中医药大学）及著名的中药学专家凌一揆先生负责，教研室其他教师共同参与完成。

①各版统编教材的基本信息：每版教材从结构到内容均有其自身特色。现将各版教材基本信息列表对比，如表 5 所示。

表 5　1～5 版中药学教材基本信息

版本	名称	主编/单位	出版时间	出版社	内容结构
1 版	中药学讲义	成都中医学院	1960 年	人民卫生出版社	总论 3 章，各论 19 章
2 版	中药学讲义	成都中医学院	1964 年	上海科学技术出版社	总论 4 章，各论 19 章
3 版	中药学	成都中医学院	1977 年	上海人民出版社	总论 7 章，各论 21 章
4 版	中药学	成都中医学院	1978 年	上海科学技术出版社	总论 5 章，各论 22 章
5 版	中药学	凌一揆	1984 年	上海科学技术出版社	总论 5 章，各论 20 章

由上表可见，随着历史的发展，总论分章呈渐增稳态发展趋势，各论分章变化不显著，但按功效分类的每章所含的药物类别和排序上则存在差异。尤其值得关注的是，第 3 版教材有治癌药、止痛药章；第 4 版有抗疟药、抗肿瘤药、麻醉止痛药章的分类方式。这两个版本的分类方式是将功效与主治混合、传统功效与现代功效混搭，这在其他 3 个版本教材中未能见到。在具体分类方面，还可见将解表药分为辛温解表药、辛凉解表药，清热药分为清气分实热药，化痰止咳平喘药分为温化寒痰药、清化热痰药，以及治癌药、抗疟药、外用药等章节分类方式。其中有按性效结合分类的，又有按主治分类的，还有按给药途径及药理作用分类等现象，不够规范，欠统一。而自第 5 版教材开始，逐步对章节的分类进一步规范。现今的同类教材均在第 5 版教材基础上进一步统一、规范分类，章节结构也逐步优化和完善。

②各版统编教材的载药数与文字数：5 个版本统编教材各论所收载药物数目多寡不均，但总体呈渐进增多趋势。其载药味数的比较，如图 12 所示；每个教材版本的字数与载药味数的增减呈同步趋势。统计、比较第 1～5 版统编中药学教材的字数，结果如图 13 所示。

针对教材编写字数，多数学者看法一致，认为教材并非专著或科研资料汇编，不一定收集的资料越丰富、内容越多、涵盖面越广，就是好教材。教材主体结构设置、内容的取舍，应该紧扣专业人才培养目标，依据时代发展需要，教材使用对象、背景及其基础而进行设置。教师和学生作为教材的使用对象，均渴望教材内容简明、主线清晰、重点突出，应当反映全书及各章各节的重点，层次清晰，而文字应当适中，不宜过多过繁，否则难以突出重点。

由表 4、表 5，图 8 至图 13 可见，不论是收载的药味数量，还是教材的文字总数，以第 4 版教材最多，而第 5 版教材的载药味数和文字数均有同步减少趋势，表明教材使用一定周期后，需要听取使用者的意见，收集教师和学生所反馈的信息，再结合社会发展和人才培养的目标，适时予以修订，使之日臻完善。

第 5 版《中药学》教材，即是基于使用对象、二级学科分化和社会对人才的需求等背景进一步优化和完善而成。较之既往的统编教材，第 5 版教材各论的分类方式及排列顺序，乃至于功效术语表达的规范性等多方面，均进一步得到优化和改善；内容和文字更为精简，教材文字及载药总数也相继减少，故多数学者非

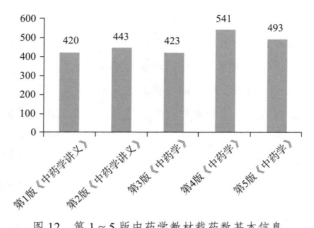

图 12　第 1～5 版中药学教材载药数基本信息

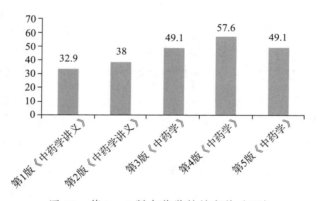

图 13　第 1～5 版中药学教材字数（万）

常认可该版教材。其后编写的同类教材在主体构架上，均依从第 5 版的分类方式和顺序，在此基础上再度调整、优化、丰富和完善。因第 5 版《中药学》教材具有简明、实用、好用的特点，被翻译成日文，原版教材远销国外，迄今仍被美国等海外中医药教育机构选作教科书使用，产生了较大的国际影响。

　　③各版统编教材的总论结构及中药相关概念：教材的总论反映该领域的理论核心和灵魂。中药学教材的总论，通常是对该领域相关学科的概念、发展历史、理论基础、应用方法等规律性和共性予以总结概括介绍，其主要学术思想也贯穿其中，故尤为重要。

第一，总论结构：通过对 5 个版本教材总论结构和内容的分析，以探寻其学术思想形成、变化、发展轨迹。现将总论内容及主要变化归纳如表 6、表 7 所示。

表 6　第 1 ~ 5 版中药学教材总论章结构

	1	2	3	4	5
第一章	中药的产地、采集与保存	同 1 版	中药的发展概况	同 3 版	中药的起源和中药学的发展
第二章	中药的炮制和制剂	同 1 版	中药的采集和保存	同 3 版	中药的产地与采集
第三章	药物的性能	同 1 版	中药的性能	同 3 版	中药的炮制
第四章	—	中药的用法	炮制和制剂	同 3 版	中药的性能
第五章	—	—	中药的用法	同 3 版	中药的应用
第六章	—	—	药用植物学的基本知识	同 3 版设为附篇	—
第七章	—	—	中药化学成分的有关知识	同 3 版设为附篇	—

注："—"标示无内容

表 7　第 5 版教材总论章节结构

章	主要内容	节
1	中药的起源和中药学的发展	以著名本草专著的学术贡献为主体
2	中药的产地与采集	产地、采集
3	中药的炮制	炮制目的、炮制方法
4	中药的性能	四气和五味、归经、升降浮沉、有毒无毒
5	中药的应用	中药配伍、用药禁忌、剂量、用法

由表 6 可见，第 1 ~ 5 版中药学教材总论的共性为均包含采集、产地、炮制、制剂等涉及影响中药材内在质量的主要因素内容，亦包含中药的性能理论。第 1

版的绪论内容较为简略，第 2 版仅增中药的用法，总体而言，第 1～2 版教材的总论结构变化不显著。但第 3～4 版教材处于修订阶段，可能受走"中西医结合"道路和发展"新中医"思想的影响，也为了便于学生系统地学习中药学各领域相关知识，扩充知识信息量，增加了中药采集、识别知识，便于阅读和研究中药的现代文献，故于第 3、4 版增设了药用植物学的基本知识和中药化学成分的两部分有关知识。教材大纲及内容结构，大致体现了将中药学一级学科包含的主要研究内容囊括其中，既体现了"大中药"（即"系统中药学"）思想，也体现出"继承和发扬，传统与现代"相结合的理念。

第 4 版教材载药味数增至 541 味，是 5 个版本中载药数最多的一版。为了提高教材质量，凌一揆先生主编的第 5 版教材总论虽然也包含 5 章，但将中药的配伍、禁忌、剂量、用法等基础知识汇入第五章中药的应用之中，现今不少中药学教材总论结构依然沿用此种方式。随着时代发展，中药学一级学科不断分化为二级学科，乃至三级学科形成。自第 5 版以后的大部分中药学教材均沿用第 5 版的体例，总论取消了药用植物学、化学等内容。

第二，中药及中药学概念的阐释：探寻第 1～5 版教材对中药相关基本概念的阐释和认知，以挖掘学科形成的渊源和背景。5 个版本教材对"中药"及"中药学"的概念阐释，呈逐步完善趋势。

"中药"概念：在第 1 版指出，"由于中医用药治病，是在中医的理论指导下进行的，因此便把这些药物称为'中药'"。第 3～5 版略有补充："中药的应用充分反映了我们历史、文化、自然资源等方面的若干特点，有着独特的理论体系和应用形式，所以我国人民把它称为中药。"

"中药学"概念：第 1 版称"将研究各种中药的来源、产地、功用、炮制及应用方法等知识的，即为'中药学'"。将"中药学"作为一级学科认知，则始见于第 2 版，称"中药学是研究中药的来源、产地、炮制、性能、功效及临床应用等知识的专门学科"，贯穿了"大中药学"（即其后的系统中药学）思想，内涵更为准确。第 3、4 版无大的突破，只是第 4 版解释为："中药学是专门介绍各种中药的采制、性能、功效及应用方法等知识的一门学科，是祖国医学的一个重要的组成部分。"第 5 版诠释为："中药学专门研究中药基本理论和各种中药的来源、采制、性能功效及应用方法等知识的一门学科。"对其定位日趋准确，并进一步深化和丰富了既往的内容，且沿用至今。由此可见，通过对"中药学"概念的阐述方式，确定了中药学一级学科的研究内涵。

④各版统编教材对中药性能内涵的认知：中药性能是中药基础理论的核心组成部分，分析各版教材不难看出，每个版本均含有本章内容，从未缺如。可见，中药性能在中药学中占有极其重要的地位。但对其概念的认知和涵盖的内容则各有不同，具体表达形式如表 8 所示。

表 8　第 1 ~ 5 版中药学教材性能内涵

	1	2	3	4	5
中	四气	四气	四气	四气	四气
药	五味	五味	五味	五味	五味
性	升降浮沉	升降浮沉	升降浮沉	升降浮沉	升降浮沉
能	补泻	—	—	—	—
包	归经	归经	归经	归经	归经
含	—	有毒无毒	—	—	有毒无毒
内	配伍	—	—	—	—
容	用药禁忌	—	—	—	—

注："—"标示不包括

第 1 ~ 5 版统编教材中，各种性能的含义及解释大同小异，在具体内容表述方面存在详略不一现象。

性能与药性：纵观第 1 ~ 5 版中药学教材总论，有关"中药的性能"概念，均较为一致地认为："指对中药性质与功能的高度概括。"对其认知背景和涵盖的内容，均沿袭于秦汉时期《神农本草经·序例》中总结的药有四气、五味及有毒无毒，增加了金元时期丰富和完善的归经、升降浮沉等理论学说。其共性为历版教材论述的性能均含有四气、五味、归经、升降浮沉四个部分。第 1 版教材将补泻、配伍、禁忌纳入其中；第 2 版则删除补泻，将配伍和禁忌归入用法，补入有毒无毒；第 3、4 版删除有毒无毒。实际上，第 2、第 5 版中药学教材的"性能"中主要包括四气、五味、归经、升降浮沉和有毒无毒 5 个方面，并沿用至今。

五味：目前使用的同类中药学教材认为，五味包括辛、甘、酸、苦、咸，另有淡附于甘、涩附于酸之说。"涩与酸味药作用相似"的观点在第3版教材首次出现。至于五味的作用特点，也有少许差别，如"辛"的作用特点，第1版为"能散、能行"，第2版以菟丝子的润养作用为例，增加了"能润"，第3、4版也采用类似说法"有发散、行气、行血或润养作用"；第5版删除"润养"的作用特点。关于苦的作用特点，第2版开始有"苦能坚"的说法。

归经：以藏象学说、经络学说为理论基础，并以脏腑辨证和六经辨证为依据认识归经，各版教材中均采用此说。但早期的中药学教材，则重点介绍以脏腑理论作为确定归经的依据，而以经络学说作为依据认知者不多。

升降浮沉：第1版教材对其概念表述为"指药性趋向"，并认为与气味、质地、炮制有关，为临床用药原则之一。第2~3版，该部分内容无显著变化；第4~5版相似，升降浮沉表示药物的"作用趋向"，而与气味质地炮制的关系仅用一句话带过，未加详述，在教材中对该种性能理论的表述有弱化趋势。

毒性：《神农本草经》根据药物有毒无毒分为上、中、下三品，认为无毒的药物可以久服，而下品药多毒，不可久服。东汉以后的本草专著对有毒药物均予以标注。20世纪50年代末，各地方出版的《中药学讲义》和第1版教材都未见在总论部分涉及毒性相关内容，只在具体药物下标以"有毒""有小毒"。第2版教材将"有毒与无毒"作为性能增入叙述，提出毒性一方面指"偏性"，一方面指能导致中毒的"毒副作用"。说明该时期中药的应用更加重视用药安全性。然而，第3、4版却删除这一内容。第5版又重新将有毒无毒纳入总论，其内容与第2版大致相同，认为古代对于毒的概念是广义的，与药物性味之下所标注的"大毒""小毒"有区别。

⑤各版统编教材对配伍理论的认知：中药的配伍主要以《神农本草经·序例》中涉及的"七情"为主进行介绍。除第1版将"配伍"纳入中药的性能之中并包含方剂学的君臣佐使外，第2~5版教材均将"配伍"单列，讨论的同样是"七情"配伍关系。值得关注的是，第1~5版教材对"单行"的含义均采用明代李时珍的观点，指"单味药治病"，将其视为配伍之外的一种药物的应用方式。现今使用的部分中药学教材，仍然保留该种认识。

⑥各版统编教材各论章节的载药量比较：各版教材载药总量有所差别，而分

析各章节药味变化轨迹，可以了解不同版本教材诞生的历史背景和用药习惯，间接分析其中隐含的学术思想和发展脉络。依据第 5 版教材的章节先后顺序，将各章节所含的药物数量归纳于表中，如表 9 所示。

表 9　第 1～5 版中药学教材各论章节药味数量变化比较

	01	02	03	04	05	06	07	08	09	10	11	12	13	14	15	16	17	18	19	20
1 版数量	26	55	14	19	07	25	11	15	07	11	19	28	30	12	09	04	47	19	06	21
2 版数量	27	57	14	17	07	25	11	15	07	11	29	31	12	11	04	56	20	06	21	
3 版数量	25	66	11	20	08	22	10	14	07	08	20	21	30	07	17	03	45	17	—	20
4 版数量	28	68	15	29	08	29	11	14	08	09	28	23	36	08	17	06	53	21	—	12
5 版数量	27	63	13	20	08	22	12	23	06	10	20	29	35	08	18	04	54	21	04	27

注：章节顺序依据第 5 版教材各论而设（不含附药）

由表 9 可见，多数章节的药味数变化不显著。其中，第 4 版的祛风湿类药物数量最多，较第 3 版、第 5 版增加了 9 味，而较第 1 版增加了 12 味，主要增加于祛风湿止痹痛药和祛风湿通络药节之中。第 5 版的第 8 章理气药最多，达 23 味，较第 3、4 版教材增加了 9 味，反映了主编重视"调气机"的学术思想。第 5 版 20 章外用药及其他类别药味数达 27 味，较第 4 版增加了 15 味。自第 3 版以后的中药学教材，第 14 章收载的安神药数量呈减少趋势，反映出该类药在临床上的适用性。

另外，第 3、4 版未设涌吐药章，而第 5 版第 19 章涌吐药中的常山，第 3 版纳入清热解毒药，第 4 版纳入抗疟药中；第 3 版教材未收载胆矾，第 4 版将胆矾纳入外用药，第 3、4 版均未载藜芦。从中折射出时代对部分药物使用的特征。

⑦各版统编教材的核心药物：分析研究凌一揆先生负责编写的第 1～5 版中药学教材所收载药物的特征要素，探寻其用药特色，以揭示其学术思想和用药规律。

通过深入挖掘，发现 5 个版本中药学教材均含有 260 多味核心药物。几十年来，其名称、分类归属、功效及主治相对稳定，共计 269 味。基本信息如表 10 所示。

表 10　各版教材共有 269 味药物基本信息

序号	药物类别	数目	收载药物
1	解表药	20	麻黄、桂枝、紫苏、荆芥、羌活、防风、白芷、藁本、生姜、葱白、香薷、薄荷、牛蒡子、桑叶、菊花、葛根、柴胡、升麻、蔓荆子、淡豆豉
2	清热药	36	石膏、知母、栀子、芦根、夏枯草、密蒙花、青葙子、生地黄、玄参、牡丹皮、赤芍、紫草、地骨皮、白薇、银柴胡、黄芩、黄连、黄柏、龙胆、苦参、胡黄连、秦皮、金银花、连翘、大青叶、板蓝根、青黛、紫花地丁、蒲公英、败酱、红藤、白头翁、马齿苋、土茯苓、山豆根、射干
3	泻下药	12	大黄、芒硝、番泻叶、火麻仁、郁李仁、甘遂、京大戟、红芽大戟、芫花、商陆、牵牛子、巴豆
4	祛风湿药	10	独活、威灵仙、蕲蛇、乌梢蛇、木瓜、蚕沙、桑枝、豨莶草、海桐皮、五加皮
5	化湿药	7	藿香、佩兰、苍术、砂仁、豆蔻、草豆蔻、草果
6	利水渗湿药	17	茯苓、薏苡仁、猪苓、泽泻、冬瓜子、车前子、车前草、滑石、木通、瞿麦、萹蓄、地肤子、海金沙、石韦、萆薢、茵陈、金钱草
7	温里药	9	附子、干姜、肉桂、吴茱萸、小茴香、丁香、高良姜、花椒、荜澄茄
8	理气药	13	陈皮、橘核、青皮、枳实、枳壳、木香、沉香、乌药、荔枝核、香附、香橼、薤白、柿蒂
9	消食药	5	山楂、神曲、麦芽、稻芽、鸡内金
10	驱虫药	7	使君子、苦楝皮、槟榔、南瓜子、雷丸、鹤虱、榧子
11	止血药	16	大蓟、小蓟、地榆、槐花、槐角、侧柏叶、白茅根、三七、茜草、蒲黄、花蕊石、白及、仙鹤草、棕榈炭、血余炭、藕节

续表

序号	药物类别	数目	收载药物
12	活血化瘀药	16	川芎、郁金、姜黄、丹参、红花、桃仁、益母草、泽兰、牛膝、王不留行、土鳖虫、自然铜、苏木、三棱、水蛭、穿山甲
13	化痰止咳平喘药	25	半夏、天南星、白芥子、旋覆花、白前、川贝母、浙贝母、瓜蒌、竹茹、竹沥、前胡、桔梗、海藻、昆布、海蛤壳、礞石、苦杏仁、紫苏子、百部、紫菀、款冬花、马兜铃、枇杷叶、桑白皮、葶苈子
14	安神药	7	朱砂、琥珀、酸枣仁、柏子仁、合欢皮、合欢花、远志
15	平肝息风药	8	羚羊角、石决明、天麻、钩藤、地龙、白僵蚕、全蝎、蜈蚣
16	开窍药	3	麝香、冰片、苏合香
17	补虚药	39	人参、党参、太子参、黄芪、白术、山药、甘草、大枣、鹿茸、紫河车、淫羊藿、巴戟天、仙茅、杜仲、肉苁蓉、锁阳、补骨脂、菟丝子、沙苑子、蛤蚧、核桃仁、胡芦巴、当归、熟地黄、阿胶、何首乌、南沙参、北沙参、百合、麦冬、天冬、石斛、玉竹、黄精、枸杞子、女贞子、桑椹、龟甲、鳖甲
18	收涩药	12	麻黄根、浮小麦、乌梅、罂粟壳、诃子、肉豆蔻、赤石脂、桑螵蛸、金樱子、海螵蛸、莲子、芡实
19	外用药	7	雄黄、硫黄、轻粉、砒石、铅丹、炉甘石、硼砂

上表显示，第1～5版教材各章节介绍的269味药物，均为全国各地常用且实用性很强的中药。临床实际用药时，每位医生习用的中药也不过大致在200味左右。因此第5版以后的同类中药学类教材，也几乎全部保留了上述核心药物，其为研究教材及供临床选择常用且实用性强的中药提供了重要依据。

⑧各版统编教材分类变化较大的药物：洞悉不同版本教材收载的药物及其分类归属，以探寻时代的用药特色。

　　明清以后的部分本草专著逐步开展按照药物的功效进行分类，近现代中药学教材主体依据药物的功效进行分类。药物分类的目的，是为了方便学生记忆主要功效和主治，增强临床用药的准确性。但由于中药功效的多样性和复杂性，药物的分类只能相对统一，难以达到绝对统一。因此，中药学教材中的药物分类归属是相对的。虽然大多数中药都具有两个或以上的功效，但通常按照该药在临床发挥的主要功效进行相对划分。

　　在第1~5版教材中，部分药物的分类归属发生了改变。如五味子，从本草学记述来看，其主要功效是"益气"，第4版将其收入补气药中。但因为五味子味酸，有收涩之性，习惯上分于收涩药中；厚朴的行气和燥湿作用都比较强，在第3、4版被分在行气药，其他版本均在化湿药中。贯众在第1、2、5版中为驱虫药，且贯众的分类归属与其植物来源有关。若是绵马贯众，则应将其归属于驱虫药；若是其他类别的贯众，其驱虫作用不强，有一定清热解毒功效，可改变其分类归属。

　　在第3、4版教材中收载的抗癌药白花蛇舌草、莪术、长春花、喜树、黄独、半枝莲、九节茶、白英、龙葵、马钱子、斑蝥等，第5版教材将白花蛇舌草、半枝莲纳入清热解毒类药，莪术纳入活血化瘀药，斑蝥、马钱子纳入外用药中外，其余药物均未收载。现今教材中不再将长春花、喜树、黄独、九节茶、白英、龙葵等作为重点介绍。第3、4版教材中的麻醉止痛药川乌、洋金花、雪上一枝蒿、八角枫、夏天无、雪胆，第5版教材保留川乌、洋金花，分别纳入祛风湿药、止咳平喘药中，其余4味药物均未收载。

　　究其缘由，从历史的角度来看，第3~4版教材出版时间分别为1977、1978年，中间间隔很短，所以两版教材的相似度较高。自1964年出版第2版《中药学讲义》之后，近10余年才开展修订。其间，全国主张走"新中医"道路，鼓励挖掘民间中草药，故在第3、4版教材中大量收载了民间常用中草药，其分类方法也部分体现了"中西医结合"或"新中医"思想。改革开放后的第5版教材，一方面希望保留传统中医药的认知原貌，另一方面也希望统一和规范功效分类的标准，加之二级学科分化和使用者对教材的需求，为了提高教材质量，故减少了载药数，并对章节分类及其顺序进行了改革、规范。

　　⑨各版统编教材收载药物的毒性有无及其变化：各版教材在各论中所载的中

药项下会标注性能或性味归经、毒性等内容。由于中药的毒性是反映药物安全程度的一种性能，对指导临床安全用药具有重要的作用。下面对第 1～5 版常用中药标示的有毒无毒及毒性程度的药物进行归纳分析，标示一致的不做分析。在其中，提取出变化相对较大的中药，现将其中变化较大的 8 味中药列入表 11 所示。

表 11　第 1～5 版教材中毒性及其程度变化较大的中药

编号	名称	1 版	2 版	3 版	4 版	5 版
1	川楝子	无毒	无毒	无毒	无毒	有小毒
2	朱砂	无毒	无毒	无毒	有毒	无毒
3	蒺藜	无毒	无毒	无毒	有毒	无毒
4	罂粟壳	无毒	无毒	无毒	有毒	有毒
5	豨莶草	有小毒	有小毒	无毒	无毒	无毒
6	花椒	有毒	有毒	有小毒	有小毒	有小毒
7	蛤蚧	有小毒	有小毒	无毒	无毒	无毒
8	山慈菇	有小毒	有小毒	—	有毒	有小毒

注：“—”表示无此特性

由上表可见，川楝子自第 5 版开始标示有小毒，此前均未标注毒性；而朱砂、蒺藜、罂粟壳，第 4 版标“有毒”，罂粟壳第 4、5 版标“有毒”，其余版本则未标注有毒；豨莶草、蛤蚧在第 1、2 版中标有小毒，而在第 3 版以后的版本中不再标示有毒；花椒、山慈菇均标有毒，只是不同版本教材中，仅有毒性程度变化。

随着人们安全用药意识的增强，在第 1～5 版教材中没有标示毒性的药物如关木通、黄药子、桃仁、艾叶、蛇床子等，在当今使用的第 7 版教材中标示有毒或有小毒；而第 1～5 版教材中露蜂房均标有毒，但在第 6、7 版教材则未标示毒性。

此外，各版教材对各药四性的标示变化不甚显著，仅个别药物发生了质的改变。如芫花本为温性药，在第 3 版却标以寒；枳实的药性经历了从平到微寒再到微温的变化过程；斑蝥有寒、温、热三种药性标示；太子参在早期教材中为温性，第 3 版标为微寒，第 4 版开始修订为平性。而各版教材各论中药的五味、归经的标定因标尺不一，一直存在缺乏完全统一的现状。任何教材都不可能，也做不到完美，只有随着中药学的不断发展，逐步修正原来不合理的认知，使之更好地指导临床用药，同时提示在编写新的中药学教材时，更应关注这些存有争议的药物。

3. 第 5 版《中药学》教材的特色与贡献

凌一揆先生主编的第 5 版全国统编《中药学》教材，1984 年由上海科学技术出版社出版发行以来，距今已有 30 余年。前面重点对第 1 ~ 5 版教材进行了全方位比较研究，意在反映中药学教材建设发展的历史轨迹、各版教材的特色与优势。相比而言，凌一揆主编的第 5 版《中药学》教材更为成熟，由此奠定了其后中药学类教材的编写基础框架。因其简明易懂的教材风格，深受全国广大师生的喜爱、喜用，更受外国学者的青睐，其影响深远。当今使用的各类中药学教材，主体框架结构及分类依然沿用该版教材。

在该教材的编写说明中，还反映了凌一揆先生实事求是的学风，特别提到："本书编写及审稿中有关资料工作及所引编制，均由本学科编审小组秘书成都中医学院陈先难同志负责并协助清稿。"由此反映他对秘书为之付出劳动的认可，品德高尚。

（1）构建模式，结构精要

第 5 版教材是在第 2 版教材的基础框架上，吸取其他各版教材的优点，并按照新大纲要求，进一步适时优化编修而成。第 5 版《中药学》教材分为总论、各论两大主体部分，总论共 5 章，各论主要按中药功效分为 20 章，共 25 章。其后设附篇，重点简介主要代表本草著作。全书收载药物 493 味（含附药），49.1 万字。教材结构清晰，层次分明而精要，内容表述简明且要点突出。

凌一揆先生亲笔撰写了总论、解表药、清热药等内容。通过比较研究，可认为凌先生首创了现代中药学教材的编写模式，尤其以第 5 版《中药学》影响最大，为中医药教育和教材建设做出了卓越贡献。

（2）明确含义，界定学科

凌先生是对中药学学科内涵外延加以界定的创造者。他在第 5 版《中药学》教材中指出："由于中药的应用是以中医学理论为基础的，有着独特的理论体系和应用形式，充分反映了我国自然资源及历史、文化等方面的若干特点，所以人们把它称为'中药'。中药学就是专门研究中药基本理论和各种中药的来源、采制、性能功效及应用方法等知识的一门学科，是祖国医学的一个重要组成部分。"这一内涵的界定，一直被众多的中药学教材所引用。

（3）突出药性理论，重视合理用药

总论是教材的灵魂，重点反映中药学的基础理论和基本应用知识。凌一揆先生亲自撰写了中药的起源和中药学发展、中药的产地与采集（产地、采集）、中药的炮制（炮制的目的、炮制方法）、中药的性能（四气和五味、升降浮沉、归经、有毒与无毒）、中药的应用（配伍、用药禁忌、剂量、用法）5 章 12 节内容。其中内容最为丰富的当属中药的性能、中药的应用。该部分的工作量大，反映出他为之付出的辛勤劳动。

当今，各类中药学教材总论一直保留中药性能的内容，并包括四气、五味、升降浮沉、归经、有毒与无毒五个部分。总论不论结构如何调整，都必含中药七情配伍关系、用药禁忌、剂量、用法主体内容，由此反映凌先生重视中药的药性理论和临床合理用药。

（4）功效分类，层次分明

各论是临床使用素材的重要体现，故在教材中占有非常重要的地位。该版教材包含 18 章，除第 18 章"外用药及其他"是按用法分类外，其余 17 章均主要按照功效分类。

①章节分类逻辑清晰：各论分为解表药（辛温解表、辛凉解表 2 节），清热药（清热泻火药、清热燥湿药、清热凉血药、清热解毒药、清虚热 5 节），泻下药（依据常用性分为攻下药、润下药、峻下逐水药 3 节），祛风湿药，化湿药，利水渗湿药，温里药，理气药，消食药，驱虫药，止血药，活血化瘀药，化痰止咳平喘药（化痰药、止咳平喘药 2 节），安神药，平肝息风药，开窍药，补虚药（补气药、补阳药、补血药、补阴药 4 节），收涩药，涌吐药，外用药及其他。

纵观 30 多年来各类中药学教材各论分类的主体结构、顺序，除有个别拆分、整合、微修外，几乎均沿袭了凌一揆先生主编的第 5 版《中药学》教材，可见其贡献巨大。

②性效用表述重点突出：该教材编写说明中指出："药物的性能、功效和应用，

是各论的重点内容。根据中医学辨证用药的理法，以中医理论阐述各个药的基本功效及其适应范围，并引证必要的方剂，体现实际应用的法度。"因学科不断分化，各论所载每种药的项下设有来源、性味归经、功效、应用、用量、使用注意主要层次，另附文献摘要中仅含本草文献，去掉了化学成分和药理作用。从每味药物撰写内容的多寡来看，本版教材显然重点突出药物的功效与应用。较之先生最早主编的《中药学讲义》自编教材，更突出了中医药特色和教材特色，分类更为成熟和完善。

（5）语言简洁，文字优美

纵观该教材内容，结构清晰、层次分明、语言简洁、易懂易学，真正实现了教材的功能，做到了"学生好学，教师好教"。

①概述简略，表述扼要：各论各章既有反映每类药共性的概述内容，也有对每味药物具体内容的详尽表述。以解表药为例，概述涵盖概念、性能、分类及主治、配伍应用、使用注意5个层次，约400字。概念直接表述"凡以发散风邪，解除表证为主要功效的药称解表药"。简明而清晰，定位准确。其余各层次表述亦语言准确，简单明了，重点突出，易懂易学。

②各药功用，简明精准：各药功效均以确切、常用为前提加以表述，分析有据，实例充分。以麻黄为例，功效为"发汗，平喘，利水"，语言简单，定位准确，易记易学。应用："用于外感风寒，恶寒发热，头、身疼痛，鼻塞，无汗，脉浮紧等表实证"，突出表实无汗特点，易懂。阐释发汗的奏效原理，指出："本品能宣肺气、开腠理、散风寒，以发汗解表。常与桂枝相须为用，增强发汗解表力量，如麻黄汤。"与总论七情配伍理论紧扣，以方剂为支撑，突显其实用性。涉及麻黄的平喘、利水功效对应的应用，均统一按适应病证及症状特点、奏效原理、代表方药层次表述。

③文字典雅，如诗如画：第5版教材总论关于产地的表述："在我国纵横万里的大地上，江河湖泽、山陵丘壑、平原沃野以及辽阔的海域，自然地理状况十分复杂，水土、气候、日照、生物分布等生态环境各地不完全相同，甚至南北迥异，差别很大……"文字优美而流畅，富有诗情画意，对学生理解"道地药材"很有帮助。

该教材总体呈现出结构清晰、层次分明，语言简洁、文字优美，通俗易学特点，充分发挥了教材的基本功能，被国内外学者公认为是当代的权威性著述。该版教材在全国中医药院校使用已有 30 余年历史，迄今仍被美国等海外中医药教育机构选作教科书使用。凌一揆先生是将传统中药学发展为当代中药学的开拓者和奠基人，产生了良好的国际影响。

4. 副总编《中华本草》

《中华本草》是由国家中医药管理局《中华本草》编委会集体创作编纂而成。该书于 1998 年由上海科学技术出版社出版发行，1999 年开始出版全书。成都中医药大学（原成都中医学院）凌一揆先生任该书副总编，从 1990 年开始，带领中药教研室学术团队，组织编写《中华本草》本草发展史部分（见该书上篇概论，第一章本草发展史），提供了许多宝贵的编写思路，为之付出了大量心血。在编委团队成立之初，成都中医药大学刘继林、徐治国、李祖伦、文昌凡、张廷模等老师也不同程度地参与了编写启动工作。凌一揆先生仙逝后，所有工作即交由刘继林教授具体负责执笔撰写，历经数年，顺利完成编写任务。

众所周知，《中华本草》是既系统地总结了传统本草学文献，是探寻本草文献来源的重要参考资料，又全面反映了当代中药学科研成果的一本综合性巨著。该书的撰写是"以继承发扬、整理提高为宗旨，以中医药理论为指导，医药结合，多学科协作，重视民族医药，在广搜博采古今中外有关资料的基础上，去粗取精，去伪存真，发皇古义，融会新知"，对传统药物进行了全方位、系统地梳理和总结，被称为是继李时珍《本草纲目》之后本草学发展史上的又一本划时代巨作。

该书"本草发展史"部分，主要包含先秦时期的药物知识、秦汉时期的本草学、三国两晋南北朝时期的本草学、隋唐五代时期的本草学、宋代的本草学、金元时期的本草学、明代的本草学、清代的本草学、民国时期的本草学、中华人民共和国成立后本草与中药学的主要成就等十个方面。在收集、整理和回顾了大量历史文献和当代中药研究成果的基础上，站在当代中药学研究者的高度，对我国本草学的发展历史进行了全面、系统的整理和总结。从先秦简朴的药物知识，到现代中药学发展所取得的辉煌成就，清晰地为后世学者描绘了本草的发展轨迹。凌一揆先生编撰的内容不仅充分展示了几千年来我国本草学发展的丰富成果，客观而完整地体现了中药学整个研究体系，为读者逐步揭示了从古至今中药学发展从简至丰、由浅入深的研究历程，并实事求是地对历代著名的本草学家的学术思想和成就进行了阐述和分析。这对于后生学习和全面了解我国本草学的发展历史、把握中药学的当今发展方向，有着十分重要的参考价值。但非常遗憾，凌一揆先生未能亲眼看到该书的正式问世。

全书内容极为丰富，文字浩瀚，共 10 册 30 卷，收载药物条目 8980 条。其内容包括总论、药物各论、附编、索引 4 大部分，含药用动、植、矿物 9341 种，插图 8534 幅，篇幅达 2800 万字。第 1 卷为总论，包括本草发展史、中药资源、中药栽培与养殖、中药采集、中药贮藏、中药分类、中药品种、中药鉴定、中药化学、中药药理、中药炮制、中药制剂、中药调剂、中药药性等 14 个专题，系统地论述中药学各个分支学科的重要学术内容和发展历史。

此外，《中华本草》第 2 卷系矿物药，按阳离子分类；第 3 ～ 24 卷为植物药，第 25 ～ 27 卷为动物药，均按自然属性分类。药物条目分设正名、异名、释名、品种考证、来源、原植（动、矿）物、栽培（养殖）要点、采收加工（或制法）、药材及产销、药材鉴别、化学成分、药理、炮制、药性、功能与主治、应用与配伍、用法用量、使用注意、附方、制剂、现代临床研究、药论、集解 23 个子项目，依次著述和展示了古今中药的学术研究成果。第 28 卷为 4 个附编，编辑备考药物、本草序例、历代本草要籍解题和历代本草书目。第 29 ～ 30 卷为 8 个索引，包括中文名称索引，药用植、动物、矿物学名索引，化学成分中英名称对照索引，化学成分英中名称对照索引，化学成分结构式、药理作用索引，药物功能索引，药物主治索引，以方便读者检索需要。了解该书的结构，对学习和研究中药及中药学大有裨益，通过其结构组成，也感受到该书对当代中药学的贡献斐然。

5. 主编《中国食疗名方 300 首》

凌一揆先生关注养生保健的研究，与方显树共同主编，成都中医药大学中药教研室李永莲等教师参与，编写了《中国食疗名方 300 首》专著，由四川科学技术出版社 1992 年正式出版 3000 册，畅销一空，产生了良好的社会影响。

（1）药食同源，食药同性

中医学自古以来就有"药食同源"理论，认为许多食物同时也是药物，食物和药物一样能够防治疾病。《淮南子·修务训》载："神农……尝百草之滋味，水泉之甘苦，令民知所避就。当此之时，一日而遇七十毒。"可见神农时代药与食不分，无毒者可就，有毒者当避。人们在寻找食物的过程中发现了各种食物和药物的性味和功效，随着经验的积累，药食才开始分化。在食与药开始分化的同时，食疗与药疗也逐渐区分。唐代《黄帝内经太素》中有"空腹食之为食物，患者食之为药物"的记述，用以表达食药用途差异，也反映了"药食同源"的思想。

（2）食疗养生，服食愈疾

中医学历来重视食疗，不论在理论方面，还是应用方面，均积累了丰富的知识和经验。《素问·五常政大论》对食疗有非常明确的论述，主张"药以祛之，食以随之"，"大毒治病，十去其六；常毒治病，十去其七；小毒治病，十去其八；无毒治病，十去其九。谷肉果菜，食养尽之，无使过之，伤其正也"。高度阐明了食疗养生的作用，也是食疗养生理论的重大进步。东汉名医张仲景治疗外感病时服桂枝汤后要"啜热稀粥一升余以助药力"，在服药期间强调禁忌生冷、黏腻、辛辣等食物，可见其对饮食养生及其辅助治疗作用的重视。隋唐时期有很多食疗相关著作问世，如孙思邈的《千金要方》卷二十四专论食治，主张"为医者，当晓病源，知其所犯，以食治之，食疗不愈，然后命药"。

此后，《食疗本草》《食性本草》等专著都系统记载了一些食物药及药膳方。宋代的《圣济总录》中专设食治门，介绍各种疾病的食疗方法。元代饮膳太医忽思慧编撰的《饮膳正要》一书，继承食、养、医结合的传统，对健康人的饮食做了很多论述，堪称我国第一部营养学专著。明代李时珍的《本草纲目》收载了可供食疗使用的谷物、蔬菜、水果类药物300余种，动物类药物400余种。此外，卢和的《食物本草》、王孟英的《随息居饮食谱》及费伯雄的《费氏食养三种》等，使食疗养生学得到了全面的发展。

（3）药食同理，指导应用

中药大多来源于天然的植物、动物和矿物，而可供人类作为饮食的食物，同样也来源于自然界的动物、植物及部分矿物质。因此，中药和食物的来源相同。其中部分只能用来治病，就称为药物；有些只能作饮食之用，就称为饮食物。但其中有很大的一部分既有治病之效，也可当饮食之用，则称为药食两用。比如赤小豆、龙眼肉、山楂、乌梅、核桃、杏仁、饴糖、花椒等。纯粹的药物药效强，用药正确时效果突出，用药不当时为害亦不浅。而药食两用者，虽治疗效果不甚突出和迅速，但相对安全，可长期食用。日积月累，从量变到质变，影响作用就变得明显。由此看来，食疗并不亚于纯药物的作用。将药物作为食物，又将食物赋以药物，药借食力，食助药威，药食相助，既能食用饱腹，又可保健养生，因此食疗已成为中国人的传统习惯。

（4）食疗除疾，强身健体

为了满足广大群众需求，通过食疗解除病痛、强身健体、延年益寿的迫切愿望，凌一揆先生一直希望能编撰一本相关书籍。作为一名中医药大家，深谙传统医药学的精髓，依据医圣张仲景所言"饮食之味，有与病相宜，有与病相害，若得宜则益体，害则成疾"，重视对症食疗的重要性，故与方显树教授共同主编，组织相关人员，广览群书，博采众长，汲取精华，编撰了《中国食疗名方300首》，反映出了他的学术思想和智慧结晶。全书分六部分：药粥，汤、饮、煎、羹、汁及药露，煎膏，煎、炒、蒸、炖、煨、烤炙品，糕、粉、饼及面食，药酒。收录各类食疗方300首，每方注明出处，其后分组成、用法、功效、应用及使用注意五项进行说明。在编写时，凌一揆先生不仅力求精选确实行之有效的验方，而且还着眼于深入普及医疗保健知识。在他倡导的"大中药"理念的指导下，该方不仅对每一张方谱的组成、功效、应用作了详尽的解释，还纳入了相关的现代研究成果；不仅帮助读者了解传统的食疗智慧，顺应食物与体质的配补关系，同时还融入了现代发展的前沿知识，教会读者正确进补、增强体质、健康养生。

该书在继承传统的基础上，又融合新知，深刻地反映了凌一揆先生贯通古今、古为今用的"传统与现代"结合的思想。本书融知识性、科学性和实用性为一体，所收集的各种食品、中药亦为常用之品，制作方法简便易行，适合社会各阶层人士选用，也适合各类慢性病患者和家属使用。其既是一本介绍中医传统食疗保健方法的普及性读物，又是集中医食疗、保健精华为一体的简易、实用读本。

6. 参编《四川中药志》，重视四川资源保护

四川省拥有丰富的中药材资源，有"中药之乡"的美誉。凌一揆先生主持"四川省中药资源调查"，多次亲自参加野外考察，收集资料和临床应用观察，组

织了多家机构，编写《四川中药志》。依据他撰写的《必须加强中药的管理和研究》文章，可以知道，"新中国成立后，党和人民政府十分关怀中医药事业，不仅建立了中医学院中药系、中药学校、中药研究所、中药材公司等教学、科研、生产机构，而且组织了各方面的专门人才，多次普查了我省药物资源，整理出版了《四川中药志》等著作"。

新版《四川中药志》，是在第一、二、三册《四川中药志》基础上新编、修订而成，不同程度增补了一些四川省的特色品种与内容。全书共8卷，16册，收载中草药3000余种；每味药均按药名、别名、原植物、药材、成分、药理、炮制、医疗用途分项叙述；附有中文名、拉丁名索引；并将彩图，另装成图集。在当时，与国内其他省的地方志专著比较，编撰内容较丰富，并拥有四川省地区用药特色。该专著于1982年获四川省重大科技成果二等奖、全国科技大会成果奖。

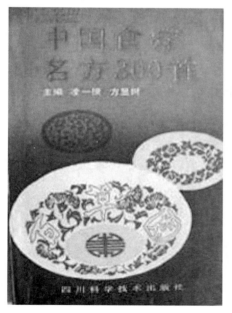

图14 《中国食疗名方300首》

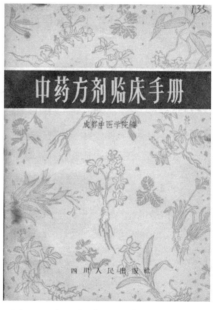

图15 凌一揆先生负责组织编写的
《中药方剂临床手册》

此外，凌一揆先生早在20世纪50年代，作为教研室主任，组织成都中医学院本草方剂教研组成员，集体编著了一本实用性较强的《中药方剂临床手册》

（成都中医学院 . 中药方剂临床手册 . 成都：四川人民出版社，1959）。凌一揆先生 1977 年开始参编《中国药典》，其中川药部分由他负责编写。据《少城文史资料》第八辑（内部资料，1996：91）张慎沉记述，先生还编写了《中医常用名词术语》《神农本草经讲义》《中药学、方剂学讲义》《中医方剂学》《本草纲目校注》《中医食疗学》等专著，成绩卓著。凌先生重视临床安全用药，还为赵棣华主编的《中草药中毒急救》作主审（赵棣华 . 中草药中毒急救 . 成都：成都电讯工程学院出版社，1989）。

另外，于《祖国医药》报刊的"灯下漫笔"专栏中，先生撰写了《谷树》《摩勃》《囊吾》等文，见解独特。

综上，充分反映了凌一揆先生在构建现代中药学教材的编写模式方面所做出的卓越贡献，也体现出对本草学发展历史的深厚功底，并表达了关注四川中药的发展，重视中药在养生保健方面发挥的作用，促进了现代中药学的学术发展和实际应用，也反映出凌先生具有很高的文学修养。

逸闻趣事

川派中医药名家系列丛书

凌一揆

　　凌一揆先生既是一位好老师，也是一位严父、好丈夫。妻子李仕素现退休，健在，育有二子一女。其中长子、三子均在成都中医药大学工作，二女儿现已退休在家。他的妻子、儿女，以及同事和爱戴他的弟子们，时常都在追忆过往的点点滴滴。所有认识他的人们，均倍感凌先生的伟大、无私，也为他的早逝感到分外惋惜。

一、幼学英文，羞于表达

　　据凌一揆先生大儿子凌宗元（现成都中医药大学附属医院针灸学校副校长）、小儿子凌宗士（现成都中医药大学信息中心任教）回忆：祖父毕业于北平燕京大学（现北京大学），参加过"五四"运动，曾在北京某中学任教。其后辗转至重庆，在重庆多所中学任教，家境殷实，住有洋房。基于此背景，祖父对父亲要求严格，自幼就读于"教会"学校，并请外国人到家里教英文，父亲的英文阅读能力很强，深受老师喜爱。但在口语表达方面却因最初是位日本教师所教，带有该老师口音，随后又请美国老师教学，发音难以纠正，口语声调偏高略带女腔。父亲16岁独自上成都四川国医专科学校面试英语时，因口语发音曾被老师取笑，自此便羞于开口表达，直至成人以后。

二、因母多病，立志学医

　　据凌宗士老师回忆：祖母一直体弱多病，父亲孝顺自己的母亲，常常陪祖母看病，故萌生了学医的念头。如前所述，因当时的家庭条件好，祖父培养父亲琴棋书画等兴趣，自幼学会多种乐器。祖父期望父亲学习经济或艺术，可父亲担心母亲身体情况，便于16岁背着父母，独自到成都考入了私立四川国医专科学校，然后再告诉家人。无奈，祖父母只有认可，并寄钱给父亲。因当时国民党政府不重视中医，试图废止中医药，虽经四川中医界人士抗争，但因就读学校经费困难，师资短缺，多数课程全由当时的校长何龙举先生担任。学习一年后，父亲即转入由赖华锋、杨白鹿、邓绍先、何伯勋等人创办的四川国医学院。该院董事长为曾瞬泰，李斯炽先后担任过教务主任、副院长及院长。当时，成都的名中医熊宝珊、张先炽及肖仲伦等均为父亲授过课，且很赏识父亲。

三、自学机械，专研修理

据凌宗士老师回忆：父亲动手能力强，喜欢摆弄机械。1974 年购买了摩托车，是成都市第 6 辆私家摩托车的购买者，当时甚是鲜见，诚然修理者更少。于是父亲自己买来大量关于修理机械方面的书籍阅读，并时常去修自行车摊位观摩，后来成为成都市十二桥周围远近闻名的自行车、摩托车修理"师傅"，甚至还有找上门来让父亲修自行车的客户。

据凌一揆先生弟子张廷模老师回忆：凌老师若有闲暇，喜欢独自骑摩托去郊外垂钓。一次在前不挨村、后不靠店的路上遇到一对男女小青年，摩托坏了而不会修理，老师主动停下，在公路边为其修好车，并留下联系地址，几日后这对小青年来学校寻找修车的"凌师傅"，得知是中医学院副院长，十分感动。此事在学校传为佳话，老师的平易近人，由此可见一斑。

四、喜爱乐器，陶冶情操

据凌宗士老师回忆：受家庭教育，父亲热爱音乐，自幼学习过多种乐器，喜欢拉二胡、小提琴和弹奏钢琴。"文革"期间，父亲被下放到四川怀远。因拉得一手好二胡，便让他进入宣传队，到各地巡回演出。同时，父亲也喜欢听世界名曲。1979 年成都市"盒式"录音机刚开始销售，便购买回家，在家翻录世界名曲磁带。其专注而认真录制的神态，至今还记忆犹新。

文昌凡老师赞叹：凌先生在学校乐队担任二胡手，技术精湛，悦耳动听，是一位懂音乐、会乐器、有艺术修养、懂情调的老师。

五、慈父严厉，秉性正直

据凌宗士老师回忆：作为小儿子，父亲既疼爱，但家教又严厉。凡出差时间稍长，不放心儿子在家，怕年幼惹事，总是带在身边。时常教导儿子要有爱心，做人要谨慎、低调。儿时的自己不太懂事，一次看电影，除家人每位均拥有了一张电影票外，还多出一张。当时一张票一角钱，于是自己就拿出去卖了。父亲知道后很生气，严厉训斥，并动手教训，诚然罕见。父亲认为应当将票送给需要的人，不应当去要别人的钱。教育孩子要有爱心，懂得帮助别人。儿时，家住二楼，自己爱动，经常被父亲教育，要求轻手轻脚，动作不要太大，否则会影响他人休息，做人非常小心谨慎。在外面若与其他孩子发生纠纷，不管自己的孩子是对还是错，父亲总是责怪自己的孩子，要求严厉。诸多小事，点点滴滴，感觉父亲慈祥善良，但严厉、正直。

六、为人低调，做事谨慎

据凌宗士老师回忆：父亲年轻时，聪慧活泼，积极上进，正直敢言，成名较早，难免惹来妒忌的目光。加之祖父家庭条件好，在"文革"期间曾被关押下放半年，每天写检查，汇报思想，交代"历史问题"。批判大字报中的恶语中伤等，使得其后父亲做事处处小心谨慎，倍感压抑，经常担惊受怕，故时常独自前往河边垂钓以放松心情。在小儿子眼里，父亲辛劳、谨慎而压抑，其后的大半辈子时光，实际都是在忙碌和惶恐中度过。凌先生在众人面前总是面带微笑，和蔼可亲，不曾了解到这些鲜为人知的一面，闻之倍感心酸。

七、惜才爱才，充满爱心

凌一揆先生重视搭建学术梯队。他创办中药方剂教研室，与雷载权教授一道，为中药学课程建设、教材建设、学科建设做出了巨大贡献，是建校元老和首创者。其后着力培养第二梯队刘继林、徐治国等学术骨干；再后潜心培养第三梯队即首批硕士研究生张廷模、李祖伦、文昌凡等。三位弟子先后留校任教，凌先生在生活上给予无微不至的关怀，在学术上给予最大的支持和帮助。弟子们不仅在导师指导和提携下学术飞速进步，有的已成为当今学术界的领军人物，且每位弟子与导师个人之间关系甚密，如亲密朋友，也犹如家人。

弟子们公认导师和蔼可亲，平易无私，学术开明，拥有开拓创新精神和海纳百川的胸怀，具有凝聚力和团队协作精神。导师注重个性化培养，依据每位弟子的特点，潜心培养。

李祖伦读完博士以后，在导师的关怀和帮助下，作为引进人才，留在本校，并是导师家中的常客。之后他经常协助导师撰写中药学学位建设和修订药典资料等工作，出差陪伴左右，为其后的学术发展奠定了基础。

张廷模老师在某个学术观点上虽与导师相悖，但与导师商榷时大受赞扬，并鼓励发表学术文章开展讨论。导师非常赏识弟子的治学精神，外出参加重要学术会议和修订药典等工作，也常带在身边，刻意培养，对其个人的学术发展给予了很大支持。

据凌一揆先生爱将、弟子文昌凡回忆：导师平易近人，在生活上和工作上给予了无微不至的关怀，且与导师家人交往甚密。因当时文昌凡老师爱人在成都中医药大学附属医院工作，若身体不适，导师从不麻烦学校，而是直接找到家里，从来不拿架子。导师不仅和蔼可亲，且心灵手巧。印象最深的是 20 世纪 80 年代中期，家里买了电视机，无论如何也调试不好，导师亲自到家里来帮忙调试电视，很快调试好，为此深受感动。

李祖伦、张廷模还与导师一道开展了"川产道地药材的开发研究"。文昌凡与导师一道开发了多个保健品种，如"中药保健牛皮凉席""祛痰烟"（主含银杏叶）、三勒浆、阴安肤泰（含苦参、黄柏、蛇床子、地肤子）等。但令人深感遗憾的是，在凌一揆先生提出"三勒浆"处方后的第二天，就永远地离开了他热爱的中医药事业和这片生活过的土地。其后的工作，由文昌凡及其团队继续研究，成为闻名遐迩的保健品。

导师对弟子们生活关怀备至，但在工作和做人方面则要求严格，尤其强调团队精神，注重团结。顾大局、识大体，严于律己、宽以待人，是导师的一贯风范和生活态度。即便对于因妒生恨对自身出言不逊的人，先生也非常宽容。只要对方对本学科发展有利、对其个人发展有利，先生不仅从不计较，还鼎力举荐。这种团结友爱的精神、博大宽广的胸怀，一直影响着弟子们和诸多药学人。

八、公平公正，爱国爱校

作为凌一揆先生为数不多的女弟子之一，也是本书的执笔者之一，我一直感激导师的知遇之恩。坦率而言，考研究生之前，听前辈们传说，因中药学专业要到野外参与教学实践，出差爬山是常事，导师认为男生较女生能吃苦，故传导师喜欢男生不愿意招收女生。听此说法，在报考研究生之初，笔者深感犹豫和惶恐，生怕不被导师录取。但事实并非如此，导师对学生一视同仁，从无性别歧视，也很公平。记忆中，导师工作非常繁忙，出差时间较多。但再忙，对他指导的学生论文的选题、撰写大纲及过程同样给予关注和指导。记得最初，笔者将论文的构思和框架搭建好后，怀着敬畏和忐忑不安的心情去导师家请教，凌先生和蔼可亲，微笑着对弟子们提出要求：研究生要有自己独立的思维，要有新的思考，哪怕与自己观点相反，只要论文言之有理、持之有据，不论学术观点如何都成立。先生从不将自己的学术观点强加给他人，并且倡导要勇于开展学术争鸣，给予学生更多的是关心和鼓励。当时深受感动，也体会到了大师的风范，在这种宽松的氛围中，愉快地度过了研究生生活。

1985 年，导师前往日本开展学术交流，并与日方签订合作研究协议。学校当时在日方要求的年龄段和专业范围内，选取符合年龄和相关专业的青年教师参加外语考试，择优录取，然后由日方面试通过后，才选派出国进修。笔者当时作为青年教师，有幸通过了考试、面试等全过程，并于 1986 年被学校派出前往日本涌永株式会社开展合作研究。在出国前，导师专门找笔者谈话，称一定要珍惜这次难得的学习机会，好好学习国外的先进技术，学成归国，报效祖国，服务于学校。另外，在力所能及的前提下，为教研室发展买点实用性强的硬件回来。笔者一直牢记着导师的谆谆教导，一年半后回国时为教研室购买了一台供教学、科研报告使用的幻灯机。从这些点滴小事，可以感悟到导师的爱国爱校和宽广无私的胸怀。

九、热爱中医，追求理想

凌一揆先生的校友张慎沅 1996 年撰著的《全国著名的中医药物学家凌一揆的生平和业绩》回忆中较为详尽地记载了先生追求中医药事业的历程。凌一揆进入四川国医学院后，因得到多位德高望重名师的指点，当时在班上年纪虽小，但每期成绩一直名列前茅，颇受院领导李斯炽、邓绍先等老师的赏识和器重。1944年以优异成绩毕业，留校担任助教及部分临床工作，有更多机会向李斯炽、邓绍先及多位先生求教，医术提高迅速。后因国民党政府勒令国医学院暂停招生，故而被迫前往南溪、青神等地另谋工作，一度中断中医药工作。

1947 年 1 月，凌先生邀请几位有志于中医药事业的同学在成都筹办《中国医学月刊》，兼任主编。该刊发行不久，因财力不支，难以维持而中断。1948 年9 月，凌先生被父母函召回家，本中医一贯的传统职业道德，行医诊病，悬壶乡间，心存仁术，诊脉费不计多寡，贫者免费送药。他年轻有为，勇于开拓，自然引来门户之见和同行生妒。即便如此，凌先生依然尊重前辈，继续专研，潜心临床，终成当地杏林后起之秀。

凌先生在家乡行医治愈患者不计其数，口碑载道，受到重视与培养。新中国成立后，凌先生先后担任永川县（现为永川区）联合诊所主任、县卫协副主任、中医药学术研究组组长、城区卫生主任等职。1954 年 5 月四川省创办成都中医进修学校，凌先生受聘到该校任代理教务主任，不久转正。1956 年 5 月，国务院任命李斯炽筹办成都中医学院，凌一揆先生调至成都中医学院工作，为中医药事业奋斗至生命的终点。

十、教书严谨，科学客观

据凌一揆先生教授过的学生刘杨（现成都中医药大学基础医学院伤寒教研室主任、教授）回忆，大学本科聆听凌一揆先生中药学课程，印象深刻，感悟良多。凌先生表达清晰，逻辑严密，要言不烦，丝丝入扣，比喻生动。迄今依然记得先生讲解祛风湿药川乌时，针对其毒性，能客观、科学公正地予以评价，并强调要重视川乌毒性，当久煎，并合理配伍应用，制约其毒性。绝无江湖之言，也无浮夸之词。凌先生特别关注本科学生的学术活动，作为文献研究所所长，为成都中医药大学创办的《中医学与辩证法》提供条件和支持。

笔者是 1977 年改革高考制度的首批大学生，于 1978 年 2 月入校，第一年学习中药学课程，有幸聆听了凌一揆先生讲授中药学总论部分。当时学生们使用的是自编《中药学讲义》，凌先生授课不用书稿，也从不看讲义，中药学的所有知识都印在脑海之中。印象极为深刻的是让学生们最难提起兴趣的中药发展简史部分，却被老师讲解得那么生动而有趣："在我国的辽阔大地和海域，分布着种类繁多、产量丰富的天然药材资源，包括植物、动物和矿物。仅典籍所载，已达三千种以上。对于这些宝贵资源的开发与有效利用，已有很悠久的历史，也是我国医药学发展的物质基础。几千年来，以之作为防治疾病的主要武器，对保障人民健康和民族繁衍起着不可忽视的作用。"语言干净，轻言细语，清晰动听，任学生们展开思维的翅膀，驰骋翱翔。闭眼即可想象出在辽阔而美丽的中国大地上，有着那么丰富的可供防病、治病的自然资源，其为中华民族的繁衍昌盛做出了巨大贡献，有谁敢否定它存在的事实？这种开篇模式，一直影响着学生。这段笔记中记下的文字和磁带中仍然保留的片段，也反映在凌先生主编的《中药学》教材的中药发展简史部分。

今天，当自己作为教师站在讲台上，还时常回想起当年凌先生授课的情形，并学习和模仿他的教学方式。要将学生领入中医药学的殿堂，必须要让他们认识到几千年来中医药为我国的医疗保健事业，为中华民族的繁衍昌盛所做出的卓越贡献，使其理解到中医药的伟大，因而使之树立和坚定学习中医药的信心，激发学生们学习中医药的兴趣，希望能为培养中医药人才尽绵薄之力。

十一、恪尽职守，兢兢业业

　　据多位同事、弟子回顾，凌一揆先生青壮年时期，业务精湛，记忆超群，本草古籍印记于脑海，也是让他担任中药学教材主编的依据所在。不仅治学严谨，凡事有求必应，并认真对待，兢兢业业，恪尽职守。曾有一度去看望导师，他刚出差回蓉，讲到在别人眼中，到外地出差是一件很光鲜而愉快的旅游，而实际并非如此。每次外出开会，自己都是代表学校的形象，发言要精心准备，要切题到位，还要有水平，否则不仅影响个人，还会影响学校声誉。看着导师疲倦的面容，辛劳奔波，叹其不易，也深感他是如此敬业、尽责，难能可贵。可以说，凌先生为中医药事业的发展，呕心沥血，付出了一切。

川派中医药名家系列丛书

学术年谱

凌一揆

1925 年 2 月 25 日	出生于重庆市（原四川省）永川县（现为永川区）
1930 年	随父迁居重庆市，就读巴蜀小学
1937 年	毕业于巴蜀小学，考入重庆钟南中学
1939 年	因避日寇空袭，返回永川，就读于英井中学
1942 年	春季考入四川国医专科学校
1943 年	转学至四川国医学院，受业于李斯炽、邓绍先、孔健民、张先识、熊宝珊、何伯勋、承淡安、谢铨镕等诸先生门下
1944 年	毕业并留国医学院任教（助教）及临床工作
1946 年	筹办《中国医学》月刊，并任主编，1947 年元月出版第一期，共发行 4 期
1948 年	受父母召唤，回故乡永川开业行医，悉心治病。
1950 年 7 月	永川成立"医务工作协会"，当选副主任委员
1951 年	成为当地名医，临床技术和工作态度颇得好评；兼任联合诊所主任
1953 年冬	参与四川省中医代表会议筹备工作
1954 年春	受卫生厅安排筹备"全国中医代表会议"
1954 年 5 月	调任成都中医进修学校任教，讲授中医诊断学、中药学；兼任教务主任
1956 年	在成都中医学院组建了本草方剂教研室，奠定了中药学学科基础；任教研室主任
1957 年	主编成都中医进修学校用《中药学讲义》；任科研科长至 1959 年
1959 年	开办中药本科专业，奠定了中药学一级学科的基础模式
1960 年	以成都中医学院名义主编全国统编教材《中药学讲义》
1975 年	任教授；参编 1975 年版《中华人民共和国药典》

1978 年	任硕士生导师，招收第一批硕士研究生；建成中药中心标本室
1981 年	建立全国第 1 个中药学博士学位授权点，任博士生导师；任成都中医学院副院长
1982 年	任中医药教材编审委员会主任委员；《四川中药志》1982 年获四川省重大科技成果二等奖及全国科技大会成果奖
1984 年	主编并出版高等医药院校教材《中药学》第 5 版（上海科学技术出版社）；招收培养我国第一位博士研究生
1985 年	应邀赴日本进行了 3 周的访问、考察和讲学
1988 年	构建中药学国家级重点学科，为全国唯一中药学重点学科学科带头人；应邀至瑞典哥德堡大学讲学
1990 年	副总编《中华本草》，撰写本草发展史
1991 年	第一批享受国务院政府特殊津贴专家
1992 年 2 月 28 日	因患脑溢血，经抢救无效，不幸逝世，终年 68 岁
1992 年	主编的《中国食疗名方 300 首》正式出版

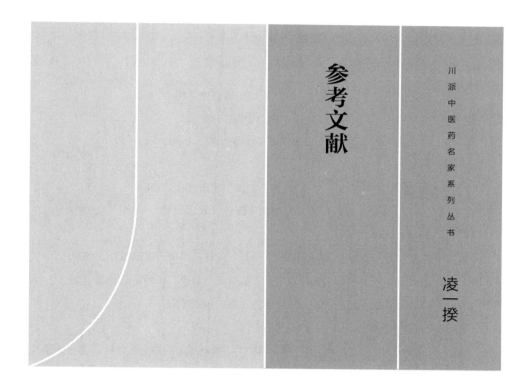

参考文献

川派中医药名家系列丛书

凌一揆

［1］凌一揆.中药学讲义［M］.成都：四川成都中医进修学校，1957.

［2］凌一揆.方剂概说［J］.中医杂志，1956（10）：518–525.

［3］凌一揆.鸦胆子的临床应用［J］.成都中医学院学报，1958，（1）：59–61.

［4］凌一揆.苍耳的本草学研究［J］.成都中医学院学报，1959，（4）：54–61.

［5］成都中医学院.中药学讲义［M］.北京：人民卫生出版社，1960.

［6］张重郡，何权玉.复方琥珀片（又称琥珀安眠片）效方的简介［J］.成都中医学院学报，1960（1）：40–43.

［7］《四川中药志》协作编写组.四川中药志［M］.成都：四川人民出版社，1979.

［8］凌一揆.必须加强中药的管理和研究［J］.医学研究通讯，1979（6）：14–15.

［9］凌一揆.略论中药之止痛药［J］.云南中医杂志，1980（6）：6–7.

［10］文昌凡.试论中药配伍［D］.成都：成都中医学院，

［11］张廷模.学习《中华人民共和国药典》（1977年版一部）的体会［D］.成都：成都中医药大学，1980.

［12］李祖伦.本草学对"气·味"——药中精微物质认识之初探［D］.成都：成都中医药大学，1980.

［13］凌一揆，林森荣.对中药十八反、十九畏的文献考察［J］.上海中医药杂志，1982（1）：24–27.

［14］凌一揆，林森荣.对中药十八反、十九畏的文献考察（续）［J］.上海中医药杂志，1982（2）：21–23，37.

［15］凌一揆.四川中药概况［J］.成都中医学院学报，1982（3）：54.

［16］庄诚，凌一揆.历代外来药考［J］.成都中医学院学报，1982（6）：1–5.

［17］王建.试论中药寒热配伍［D］.成都：成都中医学院，1983.

［18］刘红.论中药调节气化作用［D］.成都：成都中医学院，1983.

［19］凌一揆.中药学［M］.上海：上海科学技术出版社，1984.

［20］王建.中药寒热并用机理初探［J］.成都中医药大学学报，1984（3）：10，41.

［21］沈映君，王一涛，陈春，等.麻黄、桂枝药对的发汗解热作用的实验研究［J］.中药

药理与临床，1985（0）：21.

［22］本院科研处，《学报》编辑部整理."儿感灵"治疗小儿外感发热280例临床疗效观察［J］.成都中医学院学报，1985（1）：19-20.

［23］本院科研处，《学报》编辑室整理.痛经口服液Ⅰ号治疗痛经221例［J］.成都中医学院学报，1985（4）：20-21.

［24］赵可庄.试论中药药性寒热温凉［D］.成都：成都中医学院，1986.

［25］张晓春.中药反佐配伍初探［D］.成都：成都中医学院，1986.

［26］刘雪松.论"十九畏"［D］.成都：成都中医学院，1986.

［27］凌一揆，罗光宇，李玉纯，等.制川乌反法半夏的初步试验——中药"十八反"相互作用的研究之一［J］.成都中医学院学报，1987（2）：32-36.

［28］凌一揆，罗光宇，李玉纯，等.十八反药物相互作用——生川乌反法半夏的初步试验［J］.上海中医药杂志，1987（8）：47-48.

［29］李祖伦.辛凉解表法研究［D］.成都：成都中医学院，1987.

［30］JIAN WANG，RYon KASAI，MICHIKO SAKIMORI，et.Flavonl glycosides from the fruits of rhamnus leptophylla［J］.Phytochemistry，1988，27（12）：3995-3996.

［31］王建，贾敏如，凌一揆，等.中国产生薬绛梨子のフラポノイド配糖体の研究［C］.日本药学会第108次会议论文摘要，1988：361.

［32］孙晓波.试论归经［D］.成都：成都中医学院，1988.

［33］成都中医学院饵料厂研制成功"鱼乐食"高效钓鱼饵料［J］.成都中医学院学报，1989（2）：12.

［34］沈映君.中药解表方药研究［M］.北京：中国医药科技出版社，2004.

［35］杨光."五味"初探［D］.成都：成都中医学院，1989.

［36］刘渝.五脏苦欲补泻浅论［D］.成都：成都中医学院，1989.

［37］杜力军.银翘散解热机理的研究［D］.成都：成都中医学院，1990.

［38］杜力军，凌一揆，沈映君，等.银翘散解热机理的研究——银翘散等药对内生致热原致热家兔体温的影响［J］.中药药理与临床，1991，7（3）：4-5.

［39］凌一揆.中国食疗名方300首［M］.成都：四川科学技术出版社，1992.

［40］杜力军，凌一揆，沈映君，等.银翘散解热机理研究—银翘散对大鼠视前区/下丘脑前部神经元放电频率的影响［J］.中药药理与临床，1992，8（5）：5-9.

［41］杜力军，凌一揆 . 银翘散实验研究综述［J］. 中成药，1992，14（3）：41-42.

［42］梁超，谭漪，余洁，等 . 金朱止泻片治疗湿热泄泻的临床观察（附449例病例报告）［J］. 成都中医药大学学报，2000，23（2）：11-13.

［43］沈映君，王一涛，陈蓉，等 . 麻黄桂枝协同发汗作用的实验研究［J］. 成都中医药大学学报，1986（1）：31.

［44］杨奎，沈映君，王一涛，等 . 含香薷、羌活胜湿汤和九味羌活丸对血清内生致热原产生的影响［J］. 中药药理与临床，1995（4）：1-3.

［45］曾南，沈映君，刘旭光，等 . 荆芥挥发油抗炎作用研究［J］. 中药药理与临床，1998，14（6）：24-26，17.

［46］苗维纳，沈映君，谭祥华 . 麻黄汤发汗作用的电生理学研究［J］. 中药药理与临床，2000，16（4）：810-812.

［47］蒋灵芝，苗维纳，沈映君 . 麻黄汤致大鼠足趾汗腺上皮细胞分泌的超微结构研究［J］. 泸州医学院学报，2002，25（2）：122-127.

［48］琚伟 . 对中药双向调节作用的探讨［D］. 成都：成都中医学院，1986.

［49］谢恬，凌一揆 . 中医择时用药疗法初探［J］. 成都中医学院学报，1990（3）：6-8.

［50］郭平，李祖伦，陈红，等 . 川芎地上部分挥发油化学成分的研究［J］. 中国中药杂志，1993，18（9）：551-553.

［51］刘友平，李祖伦，张廷模，等 . 薄层扫描法测定川芎不同部位阿魏酸的含量［J］. 中国中药杂志，1995，20（1）：9-10.

［52］陈红，李祖伦 . 四川朱砂莲对实验动物体温的影响［J］. 成都中医药大学学报，1998，21（3）：51-52.

［53］庄诚 . 外来药历史考查［D］. 成都：成都中医学院，1980.

［54］陈广源，凌一揆，曾振兴，等 . 复脉系列诸方的功能与微量元素关系［J］. 微量元素，1990（2）：43-45.

［55］陈广源，管胜文，凌一揆，等 . 阴阳失调与微量元素锌锰［J］. 中医杂志，1991（10）：59.

［56］陈广源 . 论复脉系列诸方——从微量元素及相关现代研究角度对其机理之探讨［D］. 成都：成都中医学院，1990.

［57］凌一揆，周邦靖，王世科，等 . 余甘子的初步实验研究［J］. 中成药，1991（12）：

10–12.

［58］谢恬，凌一揆.清瘟败毒饮对内毒素诱发家兔温病气血两燔证的疗效和机理［J］.中国中西医结合杂志，1993，13（2）：94–97，69.

［59］谢恬，魏杭英，凌一揆.大黄对家兔内毒素性发热及血浆 cAMP 和 cGMP 含量的影响［J］.上海中医药杂志，1991（2）：46–48，13.

［60］谢恬.论清瘟败毒饮——理论、临床应用及相关实验研究［D］.成都：成都中医学院，1990.

［61］张跃飞.神犀丹解毒凉血机理研究［D］.成都：成都中医学院，1993.

［62］李星伟，李耕冬.当归生姜羊肉汤的实验研究——对应激大、小白鼠的作用［J］.成都中医学院学报，1982（1）：53–58.

［63］刘光谱，姚鸣春，肖颐.中药复方Ⅲ抗衰抑癌的实验观察［J］.中国医药学报，1990，5（2）：30–34.